LA

PRATIQUE DERMATOLOGIQUE

ET SYPHILIGRAPHIQUE

DES HOPITAUX DE PARIS

LIBRAIRIE J. B. BAILLIÈRE ET FILS

MANUEL DU MÉDECIN PRATICIEN

Par le professeur Paul Lefert.

La pratique journalière des hôpitaux de Paris, aide-mémoire et formulaire de thérapeutique appliquée, 2e édition, 1892. 1 vol. in-18, 350 pages, cart .... 3 fr.

La pratique gynécologique et obstétricale des hôpitaux de Paris 1893. 1 vol. in-18, 3?8 pages, cart.... 3 fr.

MANUEL DU DOCTORAT EN MÉDECINE

Par le professeur Paul Lefert.

Collection nouvelle, 20 volumes in-18, cart. à 3 fr.

Aide-mémoire d'anatomie à l'amphithéâtre, dissection et technique microscopique, arthrologie, myologie, angéiologie, névrologie, et découvertes anatomiques (2e examen). 1 vol. in-18 288 pages, cart........ .... 3 fr.

Aide-mémoire d'histologie, d'anatomie (ostéologie, splanchnologie et organes des sens) **et d'embryologie** (2e examen). 1 vol. in-18, 276 pages, cart.......................... 3 fr.

Aide-mémoire de physiologie (2e examen). 1 vol. in 18, 280 pages, cart... 3 fr.

Aide-mémoire de pathologie générale et de bactériologie (3e examen). 1 vol. in-18, 288 pages, cart........ 3 fr.

Aide-mémoire de pathologie interne (3e examen). 1 vol. in-18, 296 pages. cart.................................. 3 fr.

Aide-mémoire de pathologie externe (3e examen). 1 vol. in-18, 312 pages, cart.................................. 3 fr.

Aide-mémoire de chirurgie des régions (3e examen). 2 vol. in-18 cart. Prix de chaque volume.............. 3 fr.

Aide-mémoire de médecine opératoire, (3e examen) 1 vol. in-18, 288 p., cart........ .... 3 fr.

Aide-mémoire de thérapeutique, de matière médicale et de pharmacologie (4e examen). 1 vol. in-18, 276 p., cart .... 3 fr.

Aide-mémoire d'hygiène et de médecine légale (4e examen). 1 vol. in-18, 272 pages, cart.................. 3 fr.

Aide-mémoire d'anatomie pathologique, d'histologie pathologique et de technique des autopsies (5e examen). 1 vol. in-18, 280 pages, cart.................. 3 fr.

Aide-mémoire de clinique médicale et de diagnostic (5e examen). 1 vol. in-18, 304 pages, cart................ 3 fr.

Aide-mémoire de clinique chirurgicale, diagnostic, thérapeutique, petite chirurgie. (5e examen) 1 vol, in-18, cart. 3 fr.

EN PRÉPARATION :

Anatomie topographique. — Accouchements. — Histoire naturelle médicale. — Physique médicale -- Chimie médicale.

Il paraît un volume tous les trois mois.

MANUEL DU MÉDECIN PRATICIEN

LA PRATIQUE DERMATOLOGIQUE ET SYPHILIGRAPHIQUE DES HOPITAUX DE PARIS

AIDE-MÉMOIRE ET FORMULAIRE

PAR

Le Professeur Paul LEFERT

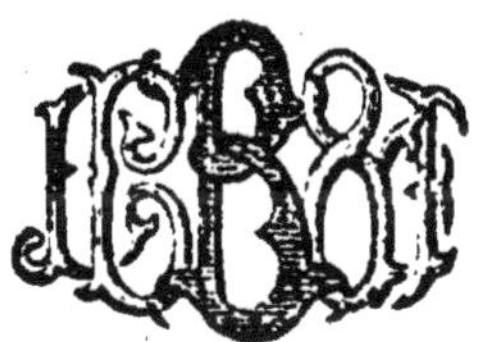

PARIS
LIBRAIRIE J.-B. BAILLIÈRE ET FILS
9, RUE HAUTEFEUILLE, PRÈS DU BOULEVARD SAINT-GERMAIN

1893

PRÉFACE

Nous avons pensé qu'il y avait utilité à présenter la *pratique* des dermatologistes et des syphiligraphes des hôpitaux de Paris : — MM. BALZER, T. BARTHÉLÉMY, E. BESNIER, DE BEURMANN, BROCQ, DU CASTEL, FEULARD, Alfred FOURNIER, GAUCHER, HALLOPEAU, HARDY, HARTMANN, HUMBERT, Louis JULLIEN, LAILLER, MAURIAC, MERKLEN, QUINQUAUD, A. RENAULT, TALAMON, TENNESSON, THIBIERGE, TUFFIER, E. VIDAL, etc.

Ce livre est le reflet de l'enseignement et de la pratique de l'Hopital St. Louis, de l'Hopital du Midi, de l'Hopital de Loureine : on y trouve traitées les questions qui s'offrent chaque jour à l'observation de tout médecin ou chirurgien : — l'*acné*, l'*antisepsie de la peau*, la *blennorrhagie*, le *chancre*, les *dermatites*, les *diabétides génitales*, l'*eczéma*, les *éruptions médicamenteuses*, l'*érysipèle*, le *favus*, la *folliculite*, la *gale*, l'*herpes*, la *kératose pilaire*, la *lèpre*, le *lichen*, le *lupus*, le *mycosis fongoïde*, la *pelade*, le *phagédénisme*, la *phthiriase*, la *scarlatine*, la *sclérodermie*, le *sycosis*, les *syphilides*, la *syphilis*, les *syphilomes*, les *syphiloses*, la *teigne tondante*, les *tuberculoses cutanées*, l'*urticaire*, la *variole*, etc.

Cet ouvrage, dû à la collaboration de 80 médecins et chirurgiens des hôpitaux de Paris, renferme plus de 500 consultations sur les cas les plus nouveaux et les plus variés.

Il permet au médecin instruit de se rappeler ce qu'il a vu, alors qu'étudiant il suivait les services hospitaliers de Paris; il permet à celui qui depuis longtemps s'est relégué dans la pratique, de se tenir au courant des nouvelles méthodes de traitement.

Le praticien est toujours certain, quel que soit son choix, de s'appuyer sur les conseils d'un confrère dont le nom fait autorité.

Pour faciliter les recherches et pour rendre par cela même le livre plus utile, nous l'avons complété par deux tables alphabétiques, l'une par noms d'auteurs, l'autre par ordre de matières. De telle sorte que l'on peut à la fois avoir l'opinion de tel ou tel professeur sur les diverses questions qui sont à l'ordre du jour et en même temps passer en revue l'opinion des divers chefs de service sur un sujet déterminé.

Nous remercions ceux de nos savants maîtres qui ont bien voulu nous donner quelques notes inédites; elles ne pourront qu'augmenter l'intérêt de notre travail.

Paris, le 15 janvier 1893.

P. L.

LA PRATIQUE
DERMATOLOGIQUE
ET SYPHILIGRAPHIQUE
DES HOPITAUX DE PARIS

ACNÉ.

Alfred Hardy.

Matin et soir, lotions avec :

Soufre..................................	10 gr.
Lait d'amandes	300 —

Acné avec comédons. — Vider les follicules, faire des lotions astringentes avec une solution d'alun ou de sulfate de zinc.

Alfred Fournier.

I. Régime. — Proscrire l'abus des épices, l'alimentation exclusivement carnée et les excès de table.

II. Traitement local. — Dans les *formes bénignes*, provoquer une légère excitation de la peau, par des lotions chaudes répétées deux fois par jour, des pulvérisations ou des douches chaudes sur la région malade.

Dans les *formes moyennes*, remplacer les lotions par des frictions avec la poudre de savon, pendant cinq à dix minutes, jusqu'à rubéfaction. Au besoin, leur substituer des lotions avec l'alcool camphré et soufré, ainsi formulées :

Alcool camphré	10	grammes.
Soufre sublimé et lavé	15	—
Eau	300	—

Pratiquer cette lotion le soir et ne pas essuyer avant le lendemain.

Ou bien faire quotidiennement une onction vespérale avec la vaseline soufrée :

Vaseline	30	grammes
Soufre précipité	3	—
Essence de roses	9	—

Dans les *formes rebelles*, avoir recours aux substitutifs : badigeonnages à l'huile de cade, applications de goudron ou d'emplâtre de Vigo.

Ces médicaments présentent des inconvénients, que l'on évite en prescrivant les onctions avec le savon noir.

Pratiquer ces onctions tous les soirs, pendant cinq jours au plus. Laisser le savon sur la peau jusqu'au matin ; alors l'enlever avec de l'eau chaude.

Il se produit une dermite substitutive que l'on combat par des émollients. Puis, répéter cette médication pendant cinq ou six semaines, en alternant les applications du topique, qui sont irritantes, avec l'usage de ces émollients.

E. Vidal.

Acné inflammatoire. — Régime. — S'abstenir

de café, eau-de-vie, liqueurs, vin pur, viande de porc, gibier, salaisons, aliments épicés, et fromages salés.

E. Besnier.

I. Régime. — Privation absolue de vin, de café, de thé, de toute boisson fermentée, de viande de porc, de salaisons, de fruits rouges acides.

Donner comme boisson : Eau ou lait, additionnés d'un quart d'eau de Vichy-Hauterive.

Tous bains interdits.

II. Traitement général. — Tous les deux jours, au coucher, une pilule de podophylle.

Tous les deux soirs, avant dîner, un pédiluve sinapisé progressif, jusqu'à mi-cuisse, pendant trente minutes, avec 50 grammes de farine de moutarde.

Avant le repas : diminuer la sensibilité gastrique par l'ingestion de trois à quatre gouttes de laudanum, d'une pilule d'extrait thébaïque, ou de 20, 30 ou 40 gouttes d'élixir parégorique.

Prévenir la constipation par l'usage de la magnésie à chaque repas ou d'une cuillerée à dessert d'huile de ricin, tous les matins à jeun.

III. Traitement topique. — Tous les jours, au lever, friction générale avec gant de crin, arrosé d'eau de Cologne.

Le matin, lotion du visage à l'eau chaude avec le savon d'ichtyol.

Acné tolérante. — Lavages avec savon noir et soufre précipité.

Applications d'un emplâtre salicylé ou d'un emplâtre résorciné.

Acné rosacée. — Badigeonner, tous les soirs, la

face avec un pinceau imbibé d'une mixture soufrée, formulée ainsi :

Soufre précipité	25 gr.
Glycérine	20 —

Mélangez au mortier et ajoutez :

Alcool camphré	ââ 35 gr.
Eau de roses	

Dans les *cas rebelles*, remplacer cette mixture par la pâte suivante :

Craie blanche pulvérisée	1 gr.
Naphtol camphré	4 —
Soufre précipité	5 —
Savon vert	3 —
Vaseline	4 —

Laisser cette pâte en place pendant un quart d'heure seulement. Laver la région, l'assécher et la saupoudrer avec l'amidon finement pulvérisé.

On bien prescrire la pommade suivante :

Résorcine	3 à 5 gr.
Poudre d'amidon	ââ 5 —
Oxyde de zinc	
Vaseline	15 —

Le soir, appliquer sur l'acné cette pommade, qu'on laisse pendant la nuit.

Le matin, on l'enlève avec de l'huile d'olives et de la ouate.

Cette pommade à la résorcine ne produit aucune irritation et l'effet s'en fait sentir souvent au bout de trois jours.

Acné du dos. — On l'observe souvent chez les jeunes gens.

Pratiquer chaque soir des frictions prolongées avec la pommade suivante :

Acide salicylique.................	15 centigr.
Savon noir.....................	āā 10 grammes.
Axonge.........................	

Quand la peau est suffisamment irritée, administrer des douches de vapeur et des douches sulfureuses.

Le régime et le traitement sont durs à suivre : mais, avec de la fermeté, on obtient la cure des couperoses de vieille date, dans un délai relativement court de trois mois. Le régime doit survivre longtemps à la cessation du traitement topique.

Acné avec comédons. — Prescrire :

Acide salicylique.................	2 grammes.
Soufre précipité..................	āā 50 —
Savon de potasse	

Au bout de 8 jours, faire des applications émollientes.

Acné pilaris arthritique. — I. Traitement général. — Prendre, chaque jour, deux cuillerées à bouche du sirop suivant :

Sirop de saponaire..............	300 grammes.
Bicarbonate de soude pulvérisé...	10 —

Chaque cuillerée servira à édulcorer une demi-tasse d'infusion de pensées sauvages.

II. Traitement local. — Prendre, chaque semaine, trois bains additionnés de 150 grammes de carbonate de soude.

Porter, la nuit, une calotte de caoutchouc.

III. Régime. Régime sobre, dont seront exclus

les poissons de mer, le café, les liqueurs et les boissons acides.

Acné sébacée. — Les vieillards présentent souvent sur la face des taches grises, qu'on désigne sous le nom d'*acné sébacée* et auxquelles on ne prête habituellement qu'une médiocre attention. Ces taches offrent cette particularité qu'elles se transforment fréquemment en épithéliomas.

Si, en effet, les malades ne prennent pas beaucoup de précautions, il se produit des excoriations et des lésions ulcéreuses ; il en résulte tout d'abord une ulcération plus ou moins étendue, sans fongosités, puis, à la périphérie de cette ulcération, une zone d'infiltration qui constitue le bourrelet ou mieux l'ourlet de l'épithélioma.

Lorsque les lésions sont peu avancées, il suffit de les racler et d'appliquer ensuite de l'emplâtre de Vigo.

On peut ensuite les détruire avec une couche légère de pâte de Vienne, qu'on laisse en place deux ou trois minutes.

Quand la lésion est plus avancée, on a alors affaire à un véritable *épithélioma*.

Tant qu'il est bien limité et que l'ulcération n'adhère pas par le fond aux parties voisines, la rugination peut encore suffire.

Mais quand les adhérences sont établies, une intervention chirurgicale devient nécessaire.

Cette lésion mérite donc d'être surveillée avec soin dès son début ; toutes les causes d'irritation doivent être évitées, et il est nécessaire d'intervenir le plus tôt possible, dès qu'on voit son aspect se modifier et faire craindre son évolution vers l'épithélioma.

Toussaint Barthélemy.

I. Régime. — Prescrire la diététique de Bouchard.

II. Traitement général. — Antisepsie gastro-intestinale, pour rendre l'organisme réfractaire, en stérilisant le milieu de culture, par purgatifs légers et poudres absorbantes et antiseptiques : naphtol, craie préparée, crème de tartre, magnésie calcinée.

III. Traitement local. — Antisepsie cutanée, pour combattre les éléments acnéiques en activité.

Réserver les moyens chirurgicaux : ponctions, incisions, raclage, drainage, etc., pour les cas exceptionnellement rebelles.

Acné tuberculeuse. — Employer de fines pointes de feu.

Plus tard, conseiller les pulvérisations phéniquées, les pommades légèrement salicylées, ou le mélange de vaseline, lanoline, amidon pur et oxyde de zinc.

Brocq.

Lotions avec :

Sublimé	1 gr.
Chlorhydrate d'ammoniaque	2 à 5 —
Alcool à 90°	100 —
Eau distillée	400 —

Au début, couper la solution avec moitié d'eau chaude.

Frictions avec :

Ichtyol	5 à 50 gr.
Alcool à 90°	ãã 50 —
Éther	

Pommade d'Isaac.

Camphre..................	ãã	10 gr.
Vaseline..................		
Naphtol β		
Soufre précipité........................		50 —
Savon noir........................		15 —
Craie............................		5 —

M. S. A., à consistance d'onguent.

Appliquer cette pommade, le soir, sur les parties malades.

La laisser en place de trois à quinze minutes, suivant l'irritabilité propre à chaque malade, car elle est trés active.

Chez les femmes, il est rare qu'elle puisse rester en place plus de cinq minutes.

Ensuite enlever la pommade, lotionner la région.

Puis la recouvrir de la pommade suivante :

Résorcine..................	ãã 0,50 à 1 gr.	
Acide salicylique...........		
Oxyde de zinc..............		2 —
Vaseline..................		18 —

Enlever cette pommade, le matin, par un savonnage.

La remplacer par une application de cold-cream et de poudre.

Répéter le traitement plusieurs jours de suite : en surveiller l'emploi et calmer l'irritation qu'il produit.

Faire alterner souvent le traitement avec des applications de savon noir.

On pourra encore employer la pommade suivante, qui est plus active :

Bichlorure d'hydrargyre.......	1 à 2 grammes.
Vaseline......................	50 —

Acné de la face. — Apporter une grande attention surtout pour cette forme.

Acné du dos. — Elle exige moins de précautions.

Acné rosacée. — I. Régime. — Défendre les aliments épicés, les poissons, le fromage, le café et l'alcool.

Éviter la constipation : huile de ricin, podophylle, rhubarbe.

Eviter le vent et le froid à la figure.

Se laver avec de l'eau aussi chaude que possible.

II. Traitement local. — Le matin, frictions avec de la flanelle et de l'eau de Cologne, sur le corps et particulièrement sur les membres inférieurs.

Le soir, avant le coucher, savonnage fait alternativement avec le savon mou de potasse et le savon au soufre.

La nuit, mettre sur les parties malades la pommade suivante :

Acide salicylique............	0 gr. 25.
Oxyde de zinc..............	2 —
Vaseline...................	18 —
Benjoin....................	Q. S.

Si ce traitement n'irrite pas assez, mettre, la nuit, au lieu de pommade, la préparation suivante :

Soufre précipité............	} àà 30 gr.
Alcool camphré.............	}
Eau distillée...............	250 —

Une fois par semaine, scarifications.

Tous les jours, deux lotions avec la solution de sublimé et de chlorhydrate d'ammoniaque.

III. TRAITEMENT GÉNÉRAL. — Prendre pendant 20 jours par mois, au début des repas, 2 fois par jour, 2 des pilules suivantes :

Arseniate de soude............	1 milligr.
Extrait de belladone..	2 —
Ergotine......................	5 centigr.
Chlorhydrate de quinine......	1 —
Extrait de gentiane........... }	àà Q. S.
Glycérine.................... }	

Pour 1 pilule ; en faire 60 semblables.

ALOPÉCIE.

Hardy.

Pommade :

Graisse de bœuf	30 gr.
Huile de ricin...................	12 —
Acide gallique...................	1 —
Alcoolat de vanille..............	2 —

E. Besnier.

Alopécie syphilitique. — Faire porter aux hommes les cheveux tondus.

Le matin, après un savonnage de la tête à l'eau chaude, faire des onctions avec la pommade suivante :

Acide salicylique.............	2 gr.
Soufre précipité.............	10 —
Lanoline .... }	àà 50 —
Vaseline.................... }	

Le soir, quelques frictions avec :

Nº 1	Alcoolat de romarin............	100 grammes.
	Teinture de cantharides.........	10 —
Nº 2	Alcoolat de lavande......... ...	āā p. e.
	Baume de Fioravanti..........	

Si les cheveux sont naturellement gras, les rendre plus secs en appliquant, le soir, la poudre suivante :

Acide salicylique..............	1 gramme.
Amidon......................	100 —

Lorsque les cheveux ne sont pas coupés, ce qui arrive ordinairement chez les femmes, les effets du traitement sont plus longs à se manifester.

Mauriac.

Appliquer, matin et soir, sur le cuir chevelu

Sulfate de quinine...........	āā 0 gr. 50
Turbith minéral...............	
Moelle de bœuf..............	30 —

Tous les deux jours, remplacer ces applications par des lotions avec :

Carbonate de soude..........	āā 1 gr.
Borax......................	
Eau distillée................	300 —

Brocq.

Alopécie consécutive aux pyrexies et aux cachexies. — I. TRAITEMENT GÉNÉRAL. — Toniques.

II. TRAITEMENT LOCAL. — Démêler les cheveux.

Si le cuir chevelu est encrassé, savonnage avec de l'eau et du savon, avec la décoction de Panama, ou avec :

Jaunes d'œufs..................	n° 3
Eau de chaux..................	400 gr.

Tous les jours, frictions avec :

N° 1	Acide chlorhydrique............	4 gr.
	Alcoolé de citron................	150 —
N° 2	Chlorhydrate de pilocarpine......	0 gr. 50
	Alcool camphré.................	ãã 5 —
	Rhum	
	Teinture de cantharides........	
	Glycérine	
	Essence de santal..............	ãã V gouttes
	— de wintergreen	
	— de roses	
	Alcool à 80°..................	80 gr.
N° 3	Extrait fluide de jaborandi......	ãã 25 gr.
	Teinture de cantharides au 10°.	
	Liniment savonneux............	100 —

Si les cheveux sont secs, employer huile d'amandes douces ou huile de ricin.

Alopécie séborrhéique. — Nettoyer le cuir chevelu.

Tous les jours, frictionner le cuir chevelu avec une brosse imbibée de :

N° 1	Polysulfure de potassium..........	4 gr.
	Teinture de benjoin..............	6 —
	Eau distillée	250 —
N° 2	Sulfure de potasse..................	2 à 4 gr.
	Carbonate de potasse..............	1 —
	Eau de laurier-cerise..............	10 —
	Lait d'amandes..............	240 —
N° 3	Polysulfure de potassium liquide,	X à L gouttes
	Eau chaude........................	1/4 de verre.

S'il y a *séborrhée humide* rebelle, mettre tous les soirs :

Soufre précipité............ } āā 15 à 30 gr.
Alcool camphré............ }
Eau distillée............... 250 —

Quand les cheveux sont secs, mettre :

Soufre précipité.............. 5 gr.
Vaseline.................... 50 —

ANGIOKÉRATOME.

Brocq.

Electrolyse avec une pointe fine, adaptée au pôle négatif, tandis que l'on applique le pôle positif, sous forme d'une plaque, avec une intensité de cinq milliampères.

ANTHRAX.

Hallopeau et Perier.

Utiliser les propriétés microbiennes de l'huile phéniquée par le procédé suivant.

Arroser la surface de l'anthrax avec l'huile phéniquée au dixième, préparée avec l'acide phénique neigeux.

Dès qu'il existe de petites ouvertures au foyer, on l'y fait pénétrer, manœuvre d'autant plus facile que l'abcès se mûrissant, les pertuis de sa surface sont plus larges. De p us, application de cataplasmes d'amidon imbibés de la même huile.

Après la disparition de l'induration et de la rougeur périphérique, substituer aux cataplasmes la ouate hydrophile, imbibée du même topique.

Les avantages de cette médication consistent dans son antisepticité absolue, (point d'irritation des tissus, point de phénomènes d'intoxication phéniquée), et on pourrait ajouter, dans son extrême simplicité.

ANTISEPSIE CUTANÉE

Bouchard.

Lotions alcoolisées de naphtol β à 5 pour 1000 ou pommades de naphtol β de 5 à 10 pour 100.

Lotions alcoolisées de naphtaline à 30 pour 1000.

E. Vidal.

Pommade à l'acide pyrogallique, de 5 à 20 pour 100.

Pellicules à l'acide salicylique, à 15 pour 100 ; à l'ichtyol, à 1 pour 7 de collodion riciné ; à l'iodoforme à 1/3.

E. Besnier.

Collodion pyrogallique salicylé, à 5 pour 100.

Constantin Paul.

Frictions avec des savons à base de thymol, de pétrole et d'ichtyol.

Brocq.

Poudre à l'aristol ou pommade à l'aristol et à la vaseline, à 10 pour 100.

Balzer.

Applications de résinol, soit pur, soit à l'huile de cade.

T. Barthélemy.

Pâtes phéniquées et soufrées, badigeonnages de naphtol camphré ou pulvérisations d'éther, tenant en solutions saturées du camphre, du tannin, de l'acide salicylique et même de l'iodoforme.

ARTHRITE BLENNORRHAGIQUE.

J. Lucas Championnière.

Faire à plusieurs reprises, tous les jours si c'est nécessaire, un nombre aussi grand que possible de pointes de feu sur l'articulation atteinte.

Puis la recouvrir d'emplâtre de Vigo et exercer une compression ouatée modérée.

On obtient en général rapidement la diminution de l'épanchement et de la douleur.

Quand les phénomènes aigus ont disparu, permettre quelques mouvements et pratiquer le massage des muscles atrophiés.

Mauriac.

Renoncer au traitement interne du rhumatisme blennorrhagique ; les agents employés contre le rhumatisme vrai sont sans action sur le rhumatisme blennorrhagique, en particulier le salicylate de soude.

Donner l'iodure de potassium, dans les cas où il y a une tendance goutteuse.

BAINS ÉMOLLIENTS.

E. Besnier.

I. Bain amidonné. — 1° Délayer :

Amidon	500 ou 1000 grammes.
Eau froide	5 ou 6 litres.

2° Faire bouillir jusqu'à ce que le mélange ait perdu sa coloration blanche, et soit devenu grisâtre.

3° Ajouter cette liqueur sirupeuse à l'eau du bain.

II. Bain a la graine de lin. — Quand le bain amidonné provoque un sentiment de sécheresse cutanée, on le remplace par un bain emollient à la graine de lin.

1° Mettre dans un sac :

Farine de graine de lin fraîche .... 1 à 2 kilogr.

2° Faire bouillir, pendant une demi-heure, dans:

Eau.................... 5 ou 6 litres.

3° Mélanger le tout avec l'eau du bain.

BAINS SULFUREUX.

T. Barthélémy.

Indications. — Les bains sulfureux reconnaissent leurs indications capitales dans les périodes terminales ou torpides des dermatoses chroniques : prurigo, prurit consécutif à la gale, à la jaunisse et surtout à la phthiriase, acnés, folliculites d'origine microbienne, dermites parasitaires, tricophytie cutanée, pelade, pityriasis versicolor, période terminale de la furonculose ou de l'ecthymatose, vaginites et métrites cervicales d'origine blennorrhagique.

La condition du succès consiste à choisir le moment où la période aigüe est terminée. En prenant ces précautions, on arrivera à hâter la guérison définitive, sans s'exposer à produire l'exaspération de l'affection.

Durée. — C'est, au contraire, ce qui aurait lieu si le bain sulfureux était trop prolongé ou trop répété. Dans ces cas, il peut amener la rougeur, le prurit et la desquamation par irritation de la peau, même saine. N'en pas donner plus de trois par semaine et d'une durée de 20 à 25 minutes au maximum.

Température. — La température doit être de 34 à 36 degrés; au delà, elle peut donner lieu à des palpitations, à des lipothymies ou à des congestions de la face avec sueurs profuses. Si le bain doit être prolongé, il faut le réchauffer de dix en dix minutes. C'est, en effet, presque toujours, parce qu'on néglige de le faire que l'on observe des rhumes ou des douleurs à la suite de bains; à plus forte raison se garder de prendre un bain prolongé froid, fût-il sulfureux.

Composition du bain sulfureux. — Le bain ne doit être composé ni au caprice du baigneur ou même du garçon de bains, ni au hasard, ni en proportions défectueuses, plus souvent exagérées qu'insuffisantes, ni avec des substances qui n'ont rien de thérapeutique, pas plus comme quantité que comme qualité.

Il faut faire usage d'une préparation exactement dosée et toujours identique à elle-même.

Il convient de faire usage du soufre précipité, et non du soufre simplement sublimé et lavé. Le soufre précipité est 9000 fois plus actif que le soufre sublimé et lavé, le bain ainsi composé répond bien aux indications des bains sulfureux et n'est pas irritant.

Il faut établir des doses pour bains d'adultes et des doses pour bains d'enfants. Ce sont même ces dernières qu'il faut employer, lorsque la peau est fine ou irritable, ou qu'il y a à redouter un retour aigu de l'affection qui avait paru pouvoir être traitée un peu rudement pour hâter sa disparition définitive. Enfin les sels pour bains non naturels de Barèges doivent ne pas attaquer les baignoires, ne pas noircir les objets environnants, ne pas répandre d'odeurs désobligeantes, ils doivent pouvoir être commodément pris à domicile, toutes conditions importantes pour permettre l'usage facile et fréquent de moyens si utiles. C'est de l'antisepsie externe et il s'agit de la bien pratiquer.

BALANITE.

Du Castel.

Balanite légère. — Lotions avec une décoction émolliente ou avec l'eau boriquée, suivies d'un pansement avec les poudres d'amidon, d'oxyde de zinc.

Balanite circinée. — Attouchements avec le nitrate d'argent au cinquantième.

Balanite pustulo-ulcéreuse. — Attouchements avec la solution alcoolique d'acide phénique au dixième.

BLENNORRHAGIE.

Alfred Fournier.

Opiat.

Cubèbe en poudre.......	16 à 30 grammes.
Sirop de goudron........	Q. S.

A prendre en 6 ou 8 fois dans la journée, sous forme de bols, enveloppés dans du pain azyme ou roulés dans de la poudre de réglisse.

Tisane de Puche.

Bicarbonate de soude......	3 à 5 grammes.
Sucre en poudre...........	40 —
Écorce de citron...........	I à II gouttes.

Pour un paquet, que l'on fait dissoudre à froid dans un litre d'eau; à boire par verre, entre les repas.

Félix Guyon.

Blennorrhagie chronique. — Les instruments nécessaires sont :

Un explorateur en gomme flexible, à bout olivaire creux et perforé d'un trou filiforme, au sommet de l'olive.

Une seringue, semblable à celle de Pravaz, mais 3 fois plus grande, et munie d'une canule conique.

Avant de s'en servir, amorcer.

La seringue étant chargée d'une solution de nitrate d'argent au 50e, rarement au 30e ou 25e, et l'explorateur étant fixé à la canule, tourner le piston jusqu'à ce qu'une goutte apparaisse par le trou de l'olive.

Si l'on veut agir dans l'urètre postérieur, franchir le sphincter membraneux, puis en tournant le piston, laisser tomber dans le canal au moins 10 gouttes ou même 20 gouttes de liquide.

Si l'on veut agir dans l'urètre antérieur, buter contre la porte de l'urètre membraneux, retirer l'olive de 2 à 3 centimètres et instiller 4 à 6 gouttes. Laisser l'instrument en place quelques minutes.

Faire les instillations tous les 2 jours en moyenne.

Tillaux.

Blennorrhagie chronique. — Si l'accident initial remonte à plusieurs années, cathétérisme, introduire d'abord une bougie Béniqué de 6 millimètres de diamètre (nº 36). Passer successivement dans la même séance les numéros suivants jusqu'au nº 42.

Le malade évitera les fatigues.

Trois ou quatre jours après, seconde séance; passer du nº 42 au nº 46 et ainsi de suite. Ne pas aller au delà du nº 52 ou 54.

E. Vidal.

Baume de gurjun....................	4 gr.
Gomme arabique pulvérisée..........	4 —
Infusion de badiane................	40 —
Sirop de cachou ou diacode.........	30 —

F. s. a. Faire prendre cette potion en deux fois, au moment des repas. Conseiller au malade d'avaler un verre de vin immédiatement après.

Cette potion réussit dans les blennorrhagies déjà anciennes; en continuer l'emploi huit jours encore après la cessation de l'écoulement.

On peut aussi prescrire :

Baume de gurjun....................	10 gr.
Magnésie calcinée..................	40 —

Faire 50 bols; en prendre 3 avant chaque repas.

Dujardin-Beaumetz.

Bols avec :

Baume de copahu....................	25 gr.
Poivre cubèbe pulvérisé............	50 —
Essence de menthe..................	1 —

Pour 40 bols ; en prendre 10 par jour.
Injections avec :

N° 1	Sulfate de zinc	1 gr.
	Acétate de plomb cristallisé	0 — 50
	Sulfate d'alumine et de potasse cristallisé	0 — 50
	Camphre pulvérisé	0 — 10
	Gomme arabique pulvérisée	0 — 20
	Eau de roses	125 —
N° 2	Extrait de Saturne	4 gr.
	Sulfate de zinc	0 — 40
	Laudanum de Sydenham	0 — 40
	Eau distillée	200 —
N° 3	Acide tannique	1 gr.
	Alun	1 —
	Vin de Roussillon	100 —
	Eau de roses	100 —

Mauriac.

1° Le traitement abortif n'est indiqué et n'a quelque chance de réussir que pendant les premières heures du début de la blennorrhagie ;

2° Toutes les tentatives pour couper une blennorrhagie pendant sa période d'augment et sa période d'état sont inutiles ou dangereuses, ou ne donnent que de fausses guérisons ;

3° La pratique antiseptique d'emblée n'a abouti jusqu'ici qu'à des résultats illusoires ; si je m'en rapporte à ma pratique, les premiers effets des injections de sublimé sont favorables, la rougeur et la turgescence du canal et du méat diminuent ; l'écoulement devient moins épais et perd peu à peu sa purulence jusqu'à ce qu'il arrive à être presque séreux ; la douleur s'atténue également. Mais ce ne sont que de fausses guérisons. Chez les 4/5 des blennorrhagiques que j'ai traités, l'affection s'est reproduite au bout de quinze ou vingt jours avec une acuité et une purulence qui ne peuvent laisser aucune illusion ;

4° Soumettre la blennorrhagie aiguë à un traitement antiphlogistique jusqu'à la disparition à peu près complète de ses phénomènes les plus inflammatoires, la conduire au point de maturité convenable avant de recourir à la médication répressive ;

5° Celle-ci ne donne de résultats décisifs et durables que dans la phase involutive du catarrhe spécifique ;

6° Les agents de la médication répressive sont le copahu et le cubèbe à l'intérieur, le sulfate de zinc en injections ;

7° Commencer par les balsamiques, qui, à eux seuls, produisent parfois une guérison définitive ;

8° Dans la plupart des cas, tout en en continuant l'usage, recourir aussi à des injections astringentes ;

9° La durée de la médication répressive doit être courte. Si elle ne donne pas vite de résultats, y renoncer et recourir aux antiphlogistiques ;

10° C'est par la médication antiphlogistique qu'il faut recommencer le traitement des blennorrhagies aiguës imparfaitement guéries, qui renaissent sans cesse, et, tout en ayant l'air de céder aux répressifs, ne se laissent jamais subjuguer par eux seuls.

Humbert.

Blennorrhagie chronique. — I. Traitement général. — Il est toujours nécessaire.

II. Traitement local. — La dilatation peut être dangereuse, en faisant pénétrer le pus dans la région postérieure de l'urètre.

La cautérisation est le procédé de choix.

Faire uriner le malade. Se servir d'une solution de nitrate d'argent au 50e. Instiller de 5 à 10 gouttes.

Au bout de 3 jours, renouveler l'opération.

Louis Jullien.

Si la blennorrhagie est à son début, traitement abortif ordinaire : Au moyen de la seringue de Langlebert à jet rétrograde, donner une injection ainsi formulée :

Nitrate d'argent	1 gr.
Eau distillée	30 —

A défaut de la seringue de Langlebert, limiter l'action du liquide en comprimant la verge entre deux doigts.

Pour obtenir un résultat radical, employer une solution concentrée.

S'il s'agit d'un écoulement bien établi, prescrire de préférence les injections suivantes :

N° 1.	Eau de chaux	50	grammes.
	Eau distillée	150	—
N° 2.	Sublimé corrosif	3	centigr.
	Eau distillée	150	grammes.
N° 3.	Salicylate de mercure	6	centigr.
	Bicarbonate de soude	1	gramme.
	Eau distillée	150	—
N° 4.	Résorcine	3	grammes.
	Eau distillée	150	—
N° 5.	Pyridine	50	centigr.
	Eau distillée	150	grammes.

Renouveler les injections toutes les deux heures, si possible, et notamment après chaque miction.

La pyridine donne les meilleurs résultats.

Lorsqu'il n'existe plus de douleur, que l'écoulement est presque tari, recourir aux balsamiques :

Cubèbe fraîchement pulvérisé.....	80 grammes.
Copahu........................	40 —
Essence de menthe...............	X gouttes.

Gros comme une muscade, 3 fois par jour, dans du pain azyme, en se mettant à table.

Ce traitement amène d'ordinaire la guérison en une quinzaine de jours environ.

Si l'amélioration tarde à se montrer, prescrire des injections avec des poudres tenues en suspension :

Nº 1.	Sous-nitrate de bismuth....	5 à 10 grammes.
	Eau distillée..............	150 —
Nº 2.	Salicylate de bismuth.......	5 à 10 grammes.
	Eau distillée..............	150 —
Nº 3.	Salicylate de bismuth.......	5 à 10 grammes.
	Résorcine..................	3 —
	Iodol......................	1 —
	Vaseline liquide............	150 —

Deux injections par jour, le matin et le soir.

Contre les *érections des blennorrhagiques* :

Camphre....................	3 gr.
Extrait thébaïque	20 centigr.

Diviser en 20 pilules. En prendre 4 avant de se coucher, une par une, de quart d'heure en quart d'heure.

Du Castel.

I. Traitement classique. — Quel que soit le traitement employé, son mode d'action se résume toujours en ce fait : amener au contact de la muqueuse enflammée un médicament susceptible de faire tomber les phénomènes inflammatoires (c'est ce qu'on disait il y a quelques années), ou d'amener la mort du gonococcus, (doit-on ajouter, aujourd'hui que le rôle du microbe, dans la genèse de la maladie, paraît s'affirmer).

Cette notion nouvelle sur la nature de la maladie explique pourquoi, à la médication antiphlogistique, est venue s'ajouter la médication parasiticide.

Pour l'application de ces médications, deux procédés différents :

1° Les injections uréthrales, portant directement et rapidement les topiques sur le point malade ;

2° Les médicaments introduits par la voie stomacale et éliminés par les reins, de façon à donner à l'urine des qualités telles, que son contact avec la muqueuse enflammée amène la diminution de l'inflammation et la cessation de la suppuration.

Chacun de ces procédés a ses avantages et ses inconvénients ; proscrire l'un ou l'autre serait se priver d'une ressource thérapeutique importante.

1° *Injections uréthrales.* — Les injections, en particulier, violemment critiquées, presque abandonnées à certains moments, puis remises en honneur, jouent un rôle considérable, car si les objections qui leur ont été faites sont nombreuses, quelques-unes même fort graves, cependant la plupart n'ont aucune raison d'être et l'expérience en démontre la fausseté. Ainsi, il n'est pas vrai qu'une injection bien faite puisse amener de rétrécissement de l'uréthre. Loin de là, certaines injections abrègent, et même sensiblement, l'intensité et la durée de la maladie.

Les injections les plus habituellement employées appartiennent à deux grandes classes :

a. Les *injections astringentes* : nitrate d'argent, sulfate de zinc, alun, tannin, sulfate de fer, vin, bismuth.

b. Les *injections isolantes* : sous-nitrate de bismuth.

L'oxyde de zinc et l'acétate de plomb appartiennent aux deux classes à la fois.

Quand on avait pour but une modification progressive de la muqueuse et l'extinction graduelle de la blennorrhagie, le nitrate d'argent était prescrit à la dose 10 centigrammes pour 200 grammes d'eau.

Dans les injections dites *abortives*, les solutions employées étaient très concentrées.

Injections de Diday :

Eau distillée	200 gr.
Sulfate de zinc	⎫ ââ 2 —
Tannin	⎭

Injections de Ricord.

Eau distillée	200 gr.
Sulfate de zinc	1 —
Acétate de plomb	2 —
Laudanum de Sydenham	⎫ ââ 4 —
Teinture de cachou	⎭

Injections aux trois sulfates.

Sulfate de zinc	1 gr.
Sulfate de cuivre	1 —
Sulfate de fer	1 —
Eau	250 —
Mucilage de gomme	10 —

2° *Médication indirecte ou par voie stomacale.* — La médication stomacale, de son côté, n'est pas sans avoir des inconvénients, et les médicaments qui en forment la base, ont souvent agi fâcheusement sur l'estomac ou sur l'intestin qui devaient les absorber, sur les reins qui devaient les éliminer.

Les agents usuels de cette médication sont le copahu et le cubèbe.

L'un et l'autre ont été parfois administrés à doses très élevées, 20 à 50 grammes par jour pour le cubèbe, 15 à 20 grammes pour le copahu, alors qu'on les prescrivait, au début de la maladie, dans les premières heures ou les premiers jours de son apparition, dans le but de la faire avorter dans son développement.

Aujourd'hui, ces médicaments sont prescrits à doses beaucoup plus modérées : 15 à 30 grammes pour le cubèbe, 6 à 10 grammes pour le copahu, le but poursuivi n'étant plus de faire avorter brusquement la blennorrhagie, mais simplement de hâter la guérison progressive de la maladie.

Assez souvent ces deux médicaments sont administrés simultanément à doses moindres pour chacun.

Autrefois c'était sous la forme de pâtes molles, d'*opiats*, que les balsamiques étaient ordonnés ; aujourd'hui, c'est ordinairement sous la forme plus agréable de *cachets* ou de *capsules*.

Il sera, cependant, quelquefois avantageux de revenir aux anciens opiats, dont la qualité est souvent préférable.

Opiat de Du Castel :

Copahu....................	ãã 50 grammes.
Cubèbe....................	
Magnésie décarbonatée......	Q. S.

Faire une pâte molle, facile à réduire en bol; 4 à 6 bols seront pris dans le courant de la journée, au commencement des repas.

Quelle que soit la forme sous laquelle on prescrive les balsamiques, les faire prendre au moment des repas, sinon on s'expose à l'intolérance gastrique.

Potion de Chopart.

Baume de copahu	60 gr.
Alcool à [illegible]	60 —
Sirop de tolu	60 —
Eau de menthe	120 —
Alcool nitrique	8 —

à prendre 3 à 6 cuillerées par jour, en trois fois; elle n'est plus que rarement ordonnée.

Ces médicaments forment la base du traitement classique, qui se résume en deux préceptes : hygiène pendant la période aiguë; balsamiques et injections astringentes, quand la période de déclin est arrivée; nous avons parlé de ces derniers, il nous reste à parler de l'hygiène.

3° *Traitement palliatif.* — Tant que l'inflammation conserve des caractères franchement aigus, se contenter d'un traitement palliatif, dont voici les principales indications : bains tièdes, fréquemment répétés, d'une durée d'une heure à une heure et demie ; boissons abondantes et adoucissantes : tisanes d'orge, de graines de lin, de guimauve, additionnées ou non de sirop de térébenthine; goudron.

Recommander la sobriété, s'abstenir de bière, vin blanc, champagne, huîtres, homard, asperges; user modérément de vin pur, café, liqueurs, charcuterie, mets très épicés.

Porter un suspensoir et ne le quitter qu'en se

mettant au lit. Éviter les longues marches, les efforts violents.

Fuir toute excitation morale ou physique.

Éviter les lits moelleux.

Recourir, au besoin, la nuit, aux calmants: opium absorbé par la voie stomacale ou pris en lavement, camphre, lupulin, haschich.

L'hygiène, en somme, constitue, dans le traitement classique, la véritable médication de la blennorrhagie à l'état aigu. Et c'est lorsque cette période commence à s'amender qu'il faut intervenir activement, par un traitement énergique, dont le copahu et le cubèbe, donnés isolés ou associés sous forme d'opiat, forment la base. Pendant leur emploi, le malade devra renoncer aux bains, tisanes et boissons abondantes.

Dans nombre de cas, sous l'influence de ce traitement, l'écoulement se tarit dans l'espace de cinq à six jours ; consolider la guérison, en conseillant au malade de continuer le remède pendant quelques jours et en lui recommandant de ne pas trop se hâter de fêter son rétablissement.

II. Traitement antiseptique. — L'antisepsie a pour résultat de maintenir l'urètre en cet état d'asepsie que la médecine cherche à obtenir dans toute cavité qui suppure, comme favorable à la guérison de la suppuration.

Souvent, le traitement antiseptique amène une guérison très rapide : il produit une chute plus prompte des accidents inflammatoires, une durée plus courte de la période aiguë, il avance le moment où les balsamiques peuvent être employés avec succès, et abrège la durée totale de la maladie.

L'antisepsie, faite de bonne heure, diminue les

chances de propagation de la blennorrhagie dans l'urètre postérieur et rend plus rares les complications vésicales, prostatiques et testiculaires.

Formuler ainsi le traitement de la blennorrhagie aiguë :

a) Dans quelques cas exceptionnels, tenter l'avortement de la blennorrhagie à ses débuts, en pratiquant l'injection abortive au nitrate d'argent ;

b) Pendant la période aiguë, assurer la propreté du canal et modérer l'intensité de l'inflammation en pratiquant des injections antiseptiques avec un antiseptique non irritant, la résorcine ; l'employer en solution à 3 °/₀ ; elle abrège la période aiguë ; elle est rarement irritante et mal tolérée, et cette intolérance se borne à déterminer un écoulement muqueux profus, sans grande douleur ;

c) Quand les phénomènes aigus d'inflammation se seront apaisés, recourir à la médication balsamique, employée seule ou associée aux injections ;

d) Quelle que soit la médication adoptée, savoir ne pas s'entêter, mais revenir en arrière et reprendre la médication antiphlogistique, laisser couler la blennorrhagie dans les cas où la médication interne est inefficace et les injections mal tolérées.

D'après le Dr André-Martin, le sulfate de quinine à 1 p. 100, le permanganate de potasse à 1/2000, le bichlorure de mercure à 1/2000 et le biiodure de mercure à 1/2000 peuvent être utilisés, sous forme d'injections, dans le traitement de l'*uréthrite blennorrhagique aiguë* et appliqués dès le début de la maladie. Ils ne trouvent de contre-indication momentanée que dans le cas de complications locales.

Habituellement les injections de sublimé, après avoir amené une diminution rapide de l'abondance de l'écoulement et une modification marquée de sa nature, ont paru avoir épuisé tout leur effet utile et être incapables de conduire le malade à la guérison. Outre que ces injections sont toujours douloureuses et que nombre de malades ne peuvent les supporter, chez presque tous, elles paraissent, à un moment donné, entretenir pour leur propre compte un certain degré d'inflammation, de congestion et d'irritation de la muqueuse.

Ces agents, qui, à eux seuls, constituent tout le traitement, sont supérieurs aux balsamiques et à tous les procédés de la méthode classique, au double point de vue de la rapidité et de l'innocuité des effets.

La préférence semble devoir être accordée au bichlorure de mercure et peut-être au biiodure.

Tuffier.

Blennorrhagie aiguë. — I. Traitement local. — A la période de début, lavages de l'urèthre antérieur avec une solution de sublimé à 1/3000, répétés trois fois par jour, ou lavages avec le permanganate à 1/3000 : mais il faut pouvoir surveiller le malade de près et le mettre au repos complet ; n'employer cette méthode qu'à titre abortif ; utiliser le nitrate d'argent à 1/200e ou le permanganate à 1/2000e.

II. Traitement interne. — Boissons délayantes ; mais le traitement n'a que peu d'indications ; il ne réussit que tout à fait au début.

Hartmann.

Blennorrhagie aiguë. — Traitement interne. — Donner les balsamiques seuls, et d'emblée à haute dose (12 capsules de santal simple ou salolé) ; l'écoulement cesse presque immédiatement, mais il faut le continuer à la même dose pendant quelques jours, puis diminuer progressivement d'une capsule par jour.

II. Traitement local. — Employer le sulfate de zinc et l'acétate de plomb à 1/200e ou le permanganate à 1/2000e; on évite l'infection de l'urèthre postérieur en faisant uriner le malade au préalable, en ne poussant que la moitié du contenu d'une de ces seringues de verre que vendent les pharmaciens, en laissant ressortir le liquide pour parfaire le lavage; puis on injecte la deuxième moitié de la seringue et le malade la garde trois minutes.

Ne pas suspendre brusquement le traitement, mais le diminuer progressivement, en faisant d'abord deux injections par jour, puis une seule.

Edg. Hirtz.

Donner le salol pur, par cachets de 0, 35 à 0, 40, soit associé au copahu ou au cubèbe, soit par capsules mixtes au copahu ou au santal.

Dreyfous.

Un antiseptique des organes urinaires doit être peu soluble; il doit ne pas avoir d'action toxique, n'être ni un antithermique, ni un antiseptique général, ni enfin un antiseptique intestinal; il faut qu'il réserve toute son action pour les organes urinaires.

Le salol répond à ces conditions; il se dédouble dans l'intestin en acide phénique et en acide salicylique, qui passent dans l'urine, le premier à l'état de phényl-sulfate, le second en nature. Il a une action analgésiante, analogue à celle du salicylate dans le rhumatisme articulaire aigu. Il rend l'urine aseptique et agit sur les *gonococcus* comme une injection microbienne.

Administrer le salol à la dose de 5 à 8 grammes, soit seul, soit associé aux balsamiques (cubèbe et copahu), pour obtenir une guérison plus rapide.

H. Rendu.

Blennorrhagie utérine, compliquée de salpingite. — Dans la phase aiguë, combattre l'extension de la phlegmasie au péritoine par des émissions sanguines locales, au moyen de sangsues, vésicatoires, onctions mercurielles belladonées ; employer l'opium contre les douleurs.

Simultanément pratiquer l'antisepsie du vagin par des injections de sublimé ; alors généralement les accidents s'arrêtent.

Dans la phase chronique, tant que la tumeur persiste, prescrire le séjour au lit, puis employer les révulsifs et surtout les pointes de feu. Au moment des règles, imposer l'immobilité absolue et faire appliquer une ou deux sangsues.

Si la tumeur a disparu et qu'il ne persiste que des douleurs, ne pas immobiliser la malade.

Prescrire la balnéation dans certaines stations thermales, et, à leur défaut, les douches et les irrigations chaudes.

Employer l'iodure de potassium à petites doses.

Lorsque ces accidents persistent, et qu'on ne peut espérer la guérison par les moyens médicaux, recourir à la laparotomie, que la chirurgie actuelle a rendu bénigne.

Dreyfus-Brissac.

Sulfate de quinine..............	1 gr.
Eau...........................	75 —
Glycérine......................	25 —
Eau de Rabel....................	Q. S.

Brocq.

Blennorrhagie aiguë. — I. Régime. — 1° Garder le repos absolu, le lit si possible.

2° Quand le malade se lève et marche, porter un suspensoir, large et rempli de ouate, pour exercer une pression, douce et régulière sur les testicules, sans les froisser.

3° Grands bains simples, si la douleur est trop forte.

4° Boire beaucoup : lait, eaux alcalines, ou tisanes diurétiques.

5° Surveiller son alimentation : s'abstenir d'aliments excitants ; ni café, ni thé, ni liqueurs, ni vin pur.

6° Calmer les érections par le bromure de camphre ou le bromure de potassium, les pommades camphrées, les compresses d'eau froide, ou les cataplasmes froids.

7° Combattre la constipation.

8° Se tenir en parfait état de propreté et envelopper le gland de tampons de ouate hydrophile aseptique, que l'on change dès qu'ils sont souillés.

II. Traitement interne. — Prescrire :

Acide borique.....................	2	grammes.
Sous nitrate de bismuth pulvérisé...	12	—
Julep gommeux....................	200	—

Chauffer ce mélange au bain-marie et bien agiter ; faire trois injections par jour.

Si, au bout de cinq jours, l'écoulement n'est pas supprimé, remplacer l'injection précédente par d'autres au permanganate de potasse à 1/2000e ou à l'ichtyol à 1 %.

Blennorrhagie chez la femme. — Agir plus puissamment chez la femme que chez l'homme, et employer rapidement des moyens énergiques.

Lorsque le vagin est pris, prescrire d'emblée des ovules à la glycérine solidifiée au nitrate d'argent, que la malade introduit dans le canal vaginal, matin et soir, ou la nuit seulement ; pendant le jour, employer des ovules à l'acide borique et au tannin ou des injections fréquentes au coaltar saponiné et à l'acide borique.

Pour l'uréthrite, faire des lavages fréquents de l'urèthre avec de l'eau boriquée, puis avec des solutions de nitrate d'argent de plus en plus fortes.

Talamon.

Administrer le salol en cachets de 50 centigrammes à 1 gramme ; la dose est de 3 à 6 grammes.

6 grammes suffisent pour enlever, dès le second jour, les douleurs en urinant, et rendre l'écoulement purulent moins épais.

Le 6e ou le 7e jour, on n'observe plus, à la pression, qu'une sérosité un peu louche.

On peut encore administrer le salol en potions ; mais, dans ce cas, il faut commencer par le dissoudre à chaud dans une petite quantité d'huile d'amandes douces, avec laquelle on prépare une potion huileuse.

On peut employer des capsules de baume de copahu salolé ou d'essence de santal salolée.

De Beurmann.

Blennorrhagie aiguë. — Les injections de rétinol, chargé d'iodoforme ou de résorcine, données dès la période aiguë, la raccourcissent notablement.

Balzer.

Associer la tisane alcaline et l'opiat classique avec le salicylate de soude.

Prescrire la tisane alcaline antiseptique, sous forme de poudre composée :

Salicylate de soude................	1 gr.
Bicarbonate de soude..............	3 —
Sucre en poudre...................	6 —

F. s. a. pour un paquet. Faire dissoudre un paquet dans une bouteille de limonade au citron. A boire entre les repas dans les 24 heures. Continuer pendant 10 jours.

L'opiat balsamique et antiseptique est ainsi composé :

Baume de copahu..........	} à à 20 grammes
Cubèbe pulvérisé...........	
Salicylate de soude...............	10 —
Sous-carbonate de fer............	1 —
Sirop de coings................	Q. S.

F. s. a. un opiat, dont on fait prendre aux repas six à dix bols par jour.

Plus tard, injections antiseptiques.

Albuminurie compliquant les phases aiguës de la blennorrhagie. — Repos au lit, régime lacté, absolu ou mitigé, boissons alcalines (bicarbonate de soude et salicylate de soude à doses faibles, dans une limonade au citron).

T. Barthélémy.

Injections de retinol, additionnées de 5 % de dermatol. Pour rendre l'injection plus fluide, se servir d'un mélange de :

Huile de vaseline.........	ãã P. E.
Retinol..................	

Au début de l'écoulement, associer au retinol les antiseptiques à l'intérieur.

Lorsque l'écoulement a diminué, prescrire les balsamiques à l'intérieur et continuer les injections.

BRULURES.

P. Reclus.

Iodoforme......................	1 gramme
Acide borique..............	ãã 5 —
Antipyrine	
Vaseline.......................	50 —

Mêlez. — Usage externe.

BUBON.

Balzer.

Après évacuation du pus par une incision, introduire dans la plaie une petite quantité de pâte et appliquer par dessus, de façon à déborder largement sur la peau voisine, des couches alternatives de minces lamelles de coton hydrophile et de pâte.

Si le pansement est peu étendu et le malade docile, on peut ne pas mettre de pansement ; sinon, on applique un spica ouaté.

Quand le bubon est ulcéré avec décollement plus ou moins étendu, après avoir, suivant les cas, agrandi l'ouverture, on met les surfaces profondes en contact avec le chlorure de zinc, en enfonçant dans la cavité deux ou trois centimètres de gaze antiseptique imbibée de la pâte.

Deux ou trois pansements, faits tous les trois ou quatre jours, sont suffisants ; il faut alors panser avec la gaze iodoformée ordinaire et la cicatrisation marche très rapidement; la continuation de l'emploi de la pâte donne une sécrétion sanguinolente à chaque nouveau pansement.

Les douleurs sont assez vives et durent deux ou trois heures.

CHANCRE

Alfred Fournier.

La *cautérisation* est contre-indiquée:

1° Quand le chancre est à une période avancée de développement ;

2° Quand il siège dans une région où la cicatrice serait très apparente ;

3° Quand il est trop anfractueux pour pouvoir être atteint dans toute sa surface ;

4° Quand il y a danger d'une réinoculation de voisinage ;

5° Quand on peut redouter des délabrements consécutifs à la cicatrisation ;

Isoler le chancre et le recouvrir d'un pansement protecteur.

Bains locaux fréquents.

S'abstenir de tout irritant, surtout des cautérisations au nitrate d'argent.

Éviter les pommades, surtout les pommades mercurielles.

Avec de l'hygiène, de l'eau et de la charpie, on guérit facilement et rapidement le chancre syphilitique ou plutôt on le laisse guérir.

Besnier.

Chancre mou. — Le pansement à l'iodoforme est l'un des meilleurs que l'on puisse prescrire. Il peut guérir à lui seul le chancre mou sans l'aide d'aucun caustique.

Vidal

Panser les chancres ulcérés, une fois par jour, avec :

Acide pyrogallique...........	5 à 10 gr.
Vaseline	50 —

Quand la plaie commence à bourgeonner, la laver avec ;

Chloral......................	1 gr.
Eau..........................	100 —

et la saupoudrer avec du sous-carbonate de fer.

Mauriac.

N° 1	Calomel.................. / Oxyde de zinc	ãã 2 gr.
	Lanoline .... / Vaseline	ãã 15 —
N° 2	Extrait thébaïque............	1 centig.
	Pâte d'emplâtre de Vigo hydrargyrisée .... / Onguent napolitain.........	ãã 15 gr.

Si le chancre a tendance à devenir phagédénique, faire tomber les croûtes et panser 3 fois par jour avec charpie enduite de :

Calomel	2 gr.
Cold cream	20 —

Si le chancre est douloureux, employer le cérat opiacé.

Du Castel.

Patience et propreté forment la base du traitement dans la majorité des cas.

L'excision du chancre est une méthode qui a la prétention de prévenir quelquefois, d'atténuer souvent les accidents généraux de la vérole.

Le plus grand avantage de cette opération, c'est d'amener la disparition rapide d'une ulcération destinée à durer plusieurs semaines ; mais cet avantage n'est pas suffisant pour la tenter chaque fois qu'elle est praticable ; la réserver pour les malades que la contemplation de leur chancre plonge dans un désespoir capable de les conduire au suicide ; pour ceux encore chez qui c'est un devoir de tout tenter.

Mais avant d'exciser le chancre, prévenir le malade que cette opération est loin d'être suivie d'un bénéfice certain.

Le *développement du ganglion inguinal* ne demande aucune intervention thérapeutique.

Chez les malades que sa présence tourmente trop, le recouvrir d'un emplâtre de Vigo : c'est un résolutif, c'est un anti-syphilitique ; il aura, de plus, l'avantage de cacher au malade la tumeur qui le tourmente.

Quand le ganglion s'enflamme, le repos, quelques applications émollientes suffiront à prévenir la suppuration.

Chancre simple. — Les traitements dirigés contre le *chancre simple* tendent généralement, avant tout, à détruire sa virulence.

C'est le but que poursuivent le caustique sulfo-carbonique de Ricord, les applications de pâte de Canquoin, de Diday, la destruction avec le thermocautère, les attouchements avec le chlorure de zinc liquide et l'acide nitrique, les pommades à l'acide pyrogallique (E. Vidal), les applications d'acide salicylique, de résorcine ; l'iodoforme a une influence heureuse, malheureusement son odeur, que nul correctif ne parvient à cacher d'une façon absolue, le rend inapplicable en ville.

Un traitement simple et très actif consiste à laver tout chancre simple dans tous ses coins et recoins avec un pinceau trempé dans la solution suivante :

Alcool à 90°..............	20 gr.
Acide phénique............	2 —

L'attouchement est très bien supporté par le malade, grâce peut-être à l'action anesthésique de l'acide phénique ; un attouchement, pratiqué avec soin, suffit généralement à transformer le chancre en plaie simple ; pour plus de sûreté, pratiquer les attouchements chaque matin pendant deux ou trois jours.

Dans la journée, panser les chancres à la poudre de salol, au vin aromatique, à l'eau phéniquée ; en un mot, les tenir propres et la guérison s'effectue rapidement, aussi rapidement au moins qu'avec n'importe quelle autre méthode de traitement.

Le traitement par les pommades n'a pas paru

réussir au chancre simple, qui ne supporte pas le contact des corps gras ; ceux-ci l'irritent facilement et peuvent conduire au phagédénisme.

Chancre induré. — Il guérit naturellement et assez rapidement ; la plupart des moyens thérapeutiques peuvent peu de chose pour hâter la guérison ; le rôle du médecin devra se borner, dans la plupart des cas, à empêcher qu'un manque à l'hygiène, un traitement intempestif ne viennent donner de la gravité à un accident qui n'en a pas et ne provoquent le développement de quelque complication.

Recommander au malade d'éviter à la petite plaie toute cause d'irritation, telle que celle que peuvent amener les frottements, les marches forcées, les pansements intempestifs, soit ceux que l'usage populaire a mis en honneur (la cendre de pipe, l'urine, etc.); soit ceux qu'offre la pharmacopée.

Chancre recouvert par le prépuce. — Employer les pansements humides et légèrement antiseptiques, coton hydrophile imbibé de vin aromatique, eau alcoolisée, liqueur de Labarraque, coaltar saponiné.

Maintenir le pansement en place par le prépuce qui le recouvre.

Chancre du fourreau. — Éviter les pansements avec les poudres et les pommades mercurielles ; elles ont un effet irritant et ne paraissent pas exercer une action bienfaisante marquée.

Employer les poudres de salol, d'aristol, de quinquina ; elles sont, dans les régions découvertes, d'un emploi plus facile que les pansements humides.

Recouvrir le chancre d'un léger pansement occlusif, qui le garantisse des frottements des vêtements.

Chancres volumineux et ulcérés. — Ils se trouvent bien de l'emploi du traitement interne mixte hydrargyro-ioduré.

Dujardin-Beaumetz.

Chancre induré. — Pansement avec :

Iodoforme....................	1 gr.
Baume du Pérou............	3 —
Vaseline....................	8 —

Chancre mou. — On obtient de bons résultats avec :

Solution de chloral à.......... 5 p. 20.

Marc Sée.

Chancre mou. — Employer :

Silicate de soude à............ 3 p. 100.

Hallopeau.

Employer le sublimé en poudre comme moyen abortif quand le chancre est récent et ne s'accompagne pas encore d'adénopathies indiquant la généralisation de la maladie.

L'iodoforme est aussi utile dans le traitement du *chancre induré* que dans celui du *chancre simple*, il n'est contre-indiqué que dans les cas où l'étendue des surfaces ulcérées peut faire craindre la résorption du médicament en quantité excessive et l'apparition des phénomènes toxiques; l'employer soit en poudre, soit en pommade, incorporé dans la vaseline, soit en solution dans l'éther, soit enfin sous la forme de gaze ou d'emplâtre d'Unna.

Le pansement suivant du chancre induré a pour but de transformer ce chancre en plaie simple :

1° Badigeonnages quotidiens de la surface de l'ulcère, durant trois ou quatre jours, avec un pinceau imbibé du liquide suivant :

Huile phéniquée...........	2 gr.
Alcool à 90°..............	20 —

2° Immédiatement après, pansement avec le vin aromatique ou le salol pulvérisé.

Quinquaud.

Chancre induré ou mou. — L'aristol est un bon cicatrisant, surtout à la fin de l'évolution.

Terrillon.

Chancre phagédénique de la vulve. — S'il y a des anfractuosités avec prolongements multiples, insuffler dans les profondeurs de la plaie, au moyen d'un soufflet, la poudre suivante :

Acide pyrogallique.........	20 grammes.
Poudre d'amidon...........	80 —

Renouveler les pansements deux fois par jour. La poudre doit être fraîche et conservée dans un flacon bien bouché.

On peut remplacer l'insufflation par la pommade suivante :

Acide pyrogallique..........	10 grammes.
Amidon pulvérisé............	10 —
Vaseline....................	30 —

F. s. a. une pommade, qui doit être conservée dans un flacon bouché à l'émeri.

Étendre cette pommade sur de la charpie, et l'appliquer une fois par jour sur les ulcères. Ne faire deux pansements que quand l'ulcère est très étendu.

Dès le second pansement, les chancres ont perdu leur virulence.

Alex. Renault.

Chancre syphilitique. — L'excision du chancre syphilitique est une mauvaise méthode.

Dans le cas de longue incubation des accidents secondaires, elle peut donner au malade une sécurité trompeuse, faire négliger le traitement, pousser à des mariages qui ne devraient pas avoir lieu.

Balzer.

Chancre mou. — L'indication primordiale du traitement du chancre mou consiste à détruire l'ulcération, véritable foyer d'infection, fournissant un pus très contagieux, auto-inoculable, et qui peut devenir le point de départ d'infections lymphatiques secondaires. Le processus ulcéreux du chancre mou gagne rarement les parties profondes et ne s'étend le plus ordinairement qu'en surface. Il est donc possible de le détruire par des agents puissants, les agents caustiques et les coagulants énergiques qui suppriment à la fois et le contage et le foyer infectieux.

On cherche à modifier la surface de l'ulcération et à la transformer en une plaie simple, que l'on traitera par les antiseptiques.

Lorsque la surface n'est pas très étendue et que

l'on trouve un réel intérêt à le faire, on peut tenter l'ablation du chancre mou.

Le plus souvent, on a recours aux caustiques.

Le chlorure de zinc est peut-être le meilleur des agents chimiques énergiques qui ait été employé, mais son action peut être trop pénétrante et on l'a vu atteindre des vaisseaux et déterminer ainsi des hémorrhagies graves. Il n'est donc applicable qu'avec des précautions très grandes et dans un petit nombre de cas.

Je recommande plutôt la pâte suivante :

Chlorure de zinc..............	1	partie
Oxyde de zinc................	9 ou 10	—
Eau distillée	Q.	S.

On peut l'appliquer directement sur l'ulcère ou mieux encore en imbiber un tamponnet de ouate hydrophile qu'on maintiendra plus facilement à la surface du chancre mou.

L'action de cette pâte se manifeste promptement. Elle cause des douleurs assez vives, mais supportables, souvent aussi un peu de gonflement des parties voisines. Mais son action reste superficielle et n'oblige à aucune surveillance. Elle n'empiète pas sur les tissus sains.

On enlève le pansement au bout de 24 heures.

Une seule application de cette pâte suffit souvent pour éteindre la virulence de l'ulcère, quelquefois il en faut deux ou trois.

Dans certaines localisations du chancre mou, au pénis, au doigt, par exemple, il est extrêmement avantageux de faire un pansement permanent et occlusif avec des bandelettes de gaze iodoformée imbibées de cette pâte, et qu'on applique en faisant un petit bandage annulaire autour de l'organe.

Comme intensité d'action, cette pâte tient une place intermédiaire entre les escharotiques et les caustiques plus faibles.

Dans un certain nombre de cas, à cause du nombre des ulcères, de leur peu d'importance, de leur localisation, etc., il n'est pas possible de soumettre le chancre mou au traitement abortif.

D'autres méthodes, moins actives, sont indiquées. Le traitement alors consiste, soit dans l'emploi de caustiques plus faibles, soit dans l'application de divers antiseptiques.

Les caustiques, ordinairement liquides, sont employés sous forme de simples attouchements, faits à intervalles déterminés, tous les jours ou tous les deux ou trois jours seulement. Dans l'intervalle des attouchements, on fait des pansements antiseptiques.

Parmi les caustiques faibles, le chlorure de zinc liquide occupe peut-être la meilleure place. On s'en sert, soit à l'état de saturation, soit en solution au dixième.

Le plus souvent, la guérison du chancre mou est obtenue après quelques attouchements faits tous les deux ou trois jours et dans l'intervalle desquels on fait des pansements à l'iodoforme, à l'aristol, etc.

Nous nous sommes servi également de l'éther zincé ou de l'alcool zincé au dixième.

N'employer le nitrate d'argent qu'en solutions faibles à 3 p. 100 et quelquefois à 5 p. 100.

Les applications se font d'une façon permanente avec un petit tampon de ouate hydrophile, trempé dans la solution argentique et maintenu sur le chancre. C'est un excellent moyen; pourtant, dans les applications permanentes, il peut arriver que la cautérisation ne soit pas toujours limitée à la surface ulcérée; les téguments environnants se desquament, et l'ulcération peut s'étendre aux parties avoisinantes, si la virulence n'est pas éteinte. Cet inconvénient se produira rarement avec des solutions faibles et les pansements bien faits.

Il serait injuste d'oublier les sels de fer; on les emploie à l'état de perchlorure, de citrate, de tartrate ferrico-potassique, en solutions fortes pour les attouchements passagers, et en solutions faibles pour les pansements permanents.

Pour les pansements antiseptiques permanents, faits dans l'intervalle des attouchements caustiques, l'agent le plus généralement employé est l'iodoforme, mais son odeur en rend l'emploi parfois insupportable.

On a proposé divers moyens pour masquer cette odeur si désagréable de l'iodoforme: l'acide phénique, le camphre, la coumarine, les essences de menthe, d'eucalyptus, l'huile de bergamotte, le baume du Pérou, le café en poudre, l'acide benzoïque, le menthol et enfin la créoline.

Mais ces divers principes s'évaporent, perdent leur action à la température du corps et l'odeur de l'iodoforme réapparaît. C'est là le grand défaut de cet admirable agent et c'est ce qui justifie les nombreuses recherches faites pour le détrôner, bien qu'il soit resté le véritable type de l'antisepsie à opposer au chancre mou.

L'iodol et l'aristol ont, sur l'iodoforme, l'avantage incontestable de ne pas présenter d'odeur, mais ils sont moins actifs.

L'iodol forme souvent, en s'agglomérant, une sorte de pellicule qui retient le pus à la surface du chancre; c'est ce qui m'a fait préférer l'aristol.

Je conseille souvent aux malades de la ville d'appliquer l'iodoforme pendant la nuit et la poudre d'aristol pendant le jour.

Les composés salicylés, et en particulier le salol, n'ont pas donné tous les bons résultats qu'on en attendait. L'acide salicylique ne convient que pour des applications peu nombreuses; il devient facilement irritant, même mélangé à l'iodoforme ou au salol, dans la proportion de 1 p. 10.

L'action du salol m'a paru très variable suivant les cas.

Il irrite quelquefois l'épiderme dans le voisinage et son usage prolongé peut avoir de sérieux inconvénients.

Nous nous servons beaucoup, à l'hôpital du Midi, d'une poudre composée de :

Chlorure de zinc..........	1 partie
Oxyde de zinc............	9 —

Son pouvoir antiseptique est aussi considérable que celui de l'iodoforme; elle est sans odeur et répond à toutes les indications. Il est cependant bon de surveiller son action, car elle peut être un peu caustique et attaquer le fond du chancre mou. On augmente alors la dose d'oxyde de zinc.

Un certain nombre de préparations de bismuth, telles que le sous-benzoate de bismuth, et le dermatol, ont été aussi préconisées dans le traitement du chancre mou.

J'ai appliqué le dermatol, mais trop rarement, pour pouvoir donner mon opinion.

A Lourcine, j'ai appliqué pendant quelque

temps, en attouchements caustiques, la solution suivante :

Nitrate acide de bismuth cristallisé...... 1 gramme
Eau distillée acidulée avec AzO^5....... 10 —

Cette préparation provoque une cuisson assez vive, mais qui dure peu. En attouchements combinés avec les pansements à l'iodoforme, la guérison était sûre et rapide.

J'ai également employé les attouchements caustiques au sulfocarbol. Le contact de ce liquide de consistance huileuse avec la peau recouverte d'un épiderme normal n'offre aucun danger. Je l'ai employé à l'état pur sur des chancres mous très petits, et en solution à 1/10 sur des chancres plus étendus. Son action thérapeutique est comparable à celle des meilleurs caustiques liquides.

J'ai essayé, sans grand succès, les attouchements avec le chlorure de méthyle et aussi avec l'acétalinide.

J'aurais plus de confiance dans l'antipyrine, dont les propriétés hémostatiques peuvent rendre des services dans les chancres qui se compliquent d'hémorrhagies.

En somme, tous les antiseptiques peuvent réussir dans le traitement du chancre mou. On n'a que l'embarras du choix entre les divers modificateurs. Ce qu'il faut retenir de tout cela, c'est la marche à suivre dans le traitement, quels que soient les agents choisis. Je la résume dans les termes suivants :

1º Soins minutieux de propreté, asepsie aussi complète que possible, aux environs du foyer virulent. A ce point de vue, les bains chauds locaux, à une température supérieure à 40º, rendent de réels services et nous les prescrivons journellement à nos malades.

2° Après le bain local, attouchements avec les solutions de chlorure de zinc, nitrate d'argent, acide phénique, etc., ou bien, application de la pâte zincée au dixième. Ces caustiques interviendront dans le cours du traitement autant de fois qu'il sera jugé nécessaire pour éteindre la virulence du chancre et le transformer en plaie simple.

3° Lorsque cet effet est obtenu, et aussi dans l'intervalle des attouchements caustiques, pansements permanents avec les antiseptiques faibles, en poudre ou en solution, les pansements sont continués jusqu'à la cicatrisation complète.

Il faut en outre, conseiller le repos : le malade devra éviter les contacts et les mouvements capables de déplacer les pansements ou d'amener une irritation du chancre.

Enfin, si l'on est en présence d'un sujet affaibli, il faut user, dès le début, de toutes les ressources de la médication tonique.

Destruction rapide et graduelle de la virulence par les caustiques, antisepsie, repos et toniques, c'est en cela que se résume le traitement du chancre mou.

CHANCRELLE.

Balzer.

Ce n'est plus comme abortif, et surtout ce n'est plus comme destructif que nous conseillons le chlorure de zinc ; c'est simplement à titre de modificateur de l'ulcère.

Aussi, à la classique pâte de Canquoin, avons-nous substitué le mélange de Socin, dont voici la formule :

Chlorure de zinc...........	5 à 6 parties
Oxyde de zinc.............	50 —
Eau.......................	50 —

Mêlez.

Nous nous servons dans certains cas de la poudre sèche.

Le mode d'emploi est simple. On couvre l'ulcère, préalablement abstergé, asséché, d'une couche de mélange, qu'on recouvre de coton hydrophile.

Le lendemain, on l'enlève avec un peu de liqueur de Van-Swieten. On constate qu'il ne s'est ainsi produit qu'une eschare très superficielle, qu'on détache assez facilement.

On renouvelle alors l'application. Deux suffisent parfois ; trois sont ordinairement nécessaires.

On réussit mieux encore en laissant le pansement, chaque fois, huit jours en place.

On s'aidera, avec succès, pour hâter la cicatrisation, de l'emploi de la chaleur.

COMÉDONS

Brocq.

Evacuer le sebum.

Pratiquer des lotions avec le sublimé, à 1 p. 1000 ou avec une solution de borax :

Borax........................	15 gr.
Alcool à 90°.................	} àà 30 —
Ether........................	}
Eau distillée................	200 —

CORS ET DURILLONS.

Tillaux.

Administrer un bain pour ramollir l'épiderme. Gratter avec le bistouri et enlever couche par couche les lamelles épidermiques, sans entamer le derme.

Mettre sur le cor :

Acide salicylique..................	1 gr.
Collodion..........................	15 —

CYSTITE BLENNORRHAGIQUE.

Félix Guyon.

Bien que l'on puisse compter sur l'efficacité du nitrate d'argent, le sublimé en instillations constitue une ressource précieuse.

Horteloup.

Débuter toujours par l'administration de l'essence de santal; le malade prend dans les vingt-quatre heures environ 16 capsules de 40 centigrammes chacune.

Lorsque la pollakiurie marche de pair avec une perte de sang, les urines ne sont plus teintées de rouge dès le second jour ; quant à la douleur, elle diminue avec rapidité. On devra recommander aux malades de ne prendre les capsules d'essence de santal que deux par deux, et à intervalles à peu près égaux ; c'est là une prescription sur laquelle il faut insister, si l'on veut constater les heureux effets de cette thérapeutique.

L'hématurie, la pollakiurie douloureuse sont

donc rapidement modifiées, mais, tandis qu'en certains cas on voit en même temps se supprimer le dépôt purulent au fond du vase contenant les urines, dans d'autres cas, cette suppression ne se fait qu'avec le temps; aussi, en présence d'une pyurie persistante, faut-il instiller une vingtaine de gouttes de solution argentique au cinquantième, non-seulement dans l'urèthre postérieur, mais encore au niveau du col.

A la suite de deux ou trois instillations, les urines redeviennent généralement aussi claires qu'à l'état normal.

Cette tolérance pour l'essence de santal est explicable, puisque cette substance s'élimine par le rein sans causer de néphralgie, et par la peau, sans susciter le moindre exanthème.

En outre, le santal ne produit jamais de désordres intestinaux ; il a, au contraire, une action stimulante sur la muqueuse de l'estomac, ce qui permet une alimentation convenable.

DARTRES.

Hardy.

Pommade avec :

Calomel	1 gr.
Acide tannique..............	2 ou 3 —
Axonge......................	30 —

Gombault.

I. Traitement général. — Donner chaque jour 50 à 100 grammes d'un sirop contenant du bicarbonate et de l'acétate de soude, dans la proportion de 8 grammes pour 500 grammes d'un sirop composé d'extraits concentrés de sudorifiques, de dépuratifs (salseparcille, gentiane, sassafras), de laxatifs (rhubarbe et follicules de séné) et d'un purgatif (jalap). La rhubarbe entre pour 1/6 dans la composition du sirop et le séné et le jalap pour un douzième.

II. Traitement local. — Employer en même temps la pommade suivante :

Axonge..............................	30	grammes.
Ergotine..........................	3	—
Protochlorure d'hydrargyre...	3	—

Étendre deux fois par jour la pommade sur toutes les surfaces malades.

DERMALGIE.

Hardy.

Sulfate ou valérianate de quinine ; opiacés (poudre de Dower) ; préparations de valériane et de datura (pilules de Méglin) ; antipyrine.

DERMATITE HERPÉTIFORME OU MALADIE DE DURHING

E. Besnier.

Quoique tous les traitements rationnels échouent, nous ne sommes pas absolument désarmés : il y a même un traitement empirique très efficace, c'est l'arséniate de soude et la belladone à haute dose.

Cependant il n'y a pas de guérisons complètes, mais seulement des améliorations très prolongées.

Brocq.

I. Régime. — Hygiène et régime sévères, toniques.

II. TRAITEMENT GÉNÉRAL. — Arsenic, à doses progressivement élevées.

III. TRAITEMENT LOCAL.— Liniment oléo-calcaire, poudres d'oxyde de zinc, de talc, d'amidon, et toute la série des topiques antiprurigineux.

DERMITES TRAUMATIQUES OU PROFESSIONNELLES

E. Besnier.

I. TRAITEMENT PROPHYLACTIQUE. —Supprimer la cause : chez les épiciers, maniement du sucre ou de la potasse ; chez les blanchisseuses, usage du chlore et de la soude ; chez les typographes, travail dans les acides ; chez les ébénistes, usage des vernis ; chez les cuisinières, manipulation des eaux de vaisselle ; chez les boulangers, contact de la pâte fermentée ; chez certaines personnes, contact un peu prolongé de l'eau de savon.

II. TRAITEMENT LOCAL.— L'application des antiseptiques ordinaires est d'un effet déplorable : il faut proscrire le sublimé, l'acide phénique et même l'acide borique.

Appliquer des cataplasmes de fécule de pomme de terre ou d'amidon cuit, et les renouveler toutes les 3 heures.

Si les surfaces atteintes sont très étendues, recourir à l'enveloppement humide, fait au moyen de compresses imbibées d'eau bouillie de fleurs de sureau ou de fleurs de camomille et recouvertes de taffetas gommé.

Ces applications amènent l'asepsie de la région, font tomber l'inflammation, et amoindrissent le prurit.

Prescrire, au bout de quelques jours, des pommades douces :

N° 1	Oxyde de zinc..................	10 gr.
	Axonge fraîche.................	50 —
N° 2	Oxyde de zinc..................	50 —
	Axonge fraîche au bain-marie....	50 —

DIABÉTIDES GÉNITALES.

A. Fournier.

Ces diabétides sont érythémateuses ou eczémateuses et siègent sur le gland (*erythème du méat, herpès, eczéma craquelé*), ou sur le prépuce (*posthite érythémateuse, postho-balanite, phimosis*). Elles se compliquent d'état scléreux du prépuce, de poussées aiguës de balano-posthite et de végétations. Les déterminations gangréneuses sont rares.

En présence de telles manifestations, on doit toujours songer au diabète et pratiquer l'analyse des urines.

I. Traitement général.— C'est d'abord la médication générale et classique du diabète.

II. Traitement local. — Lotions de propreté après chaque miction.

Bains généraux et locaux quotidiens à 4 pour 100 de carbonate de soude.

Isolement du gland avec une poudre antiseptique, injections d'eau boriquée, nitrate d'argent.

Etre prudent dans la circoncision qui peut être suivie de gangrène.

III. Traitement prophylactique. — On peut éviter l'apparition des accidents en recommandant aux malades de se laver ou au moins de s'essuyer soigneusement après chaque miction.

IV. Traitement des complications. — Une

fois la *balano-posthite* développée, on la combattra à l'aide de lotions alcalines ou boriquées, que l'on fera plusieurs fois par jour, et l'on interposera une poudre isolante et un bouchon de ouate entre le gland et le prépuce.

Contre le *phimosis*, on fera des lavages et surtout des injections sous-préputiales avec les mêmes solutions alcalines. Pour faire les lavages, le mieux est de se servir d'une sonde ordinaire en caoutchouc rouge, qui pénètre facilement et va, ce qui est indispensable, jusqu'à la rainure glando-préputiale.

Dès qu'on le pourra, on tentera d'isoler les surfaces de la même manière que ci-dessus et on essayera d'enfoncer de la ouate le plus profondément possible.

Le phimosis peut être incurable. Doit-on alors intervenir chirurgicalement, comme les malades le demandent souvent ? Oui, si l'on peut faire disparaître complètement le sucre des urines ; non, si cette disparition ne peut être obtenue. Dans ce dernier cas, en effet, la circoncision ou même une simple incision peut être suivie d'accidents phlegmoneux et gangréneux, qui ont entraîné plusieurs fois la mort de ceux qui en étaient atteints.

ECTHYMA

Besnier.

Pratiquer des onctions sur tout le corps, avec la pommade suivante :

Acide phénique	2 gr.
Vaseline }	àà 100 —
Amidon }	

Faire prendre au malade un bain savonneux.
Passer les vêtements du malade dans le four.

Thibierge

I. Traitement général. — Il consiste dans des moyens hygiéniques s'adressant à la nutrition affaiblie. Une bonne alimentation réparatrice, le repos au lit, l'emploi des toniques reconstituants, de l'huile de foie de morue, du vin de quinquina, du fer, de l'arsenic se trouvent naturellement indiqués.

II. Traitement local. — Il est le plus important et doit tendre à deux buts :

1° il doit être négatif, c'est-à-dire faire disparaître les lésions ;

2° il doit être prophylactique, c'est-à-dire empêcher les auto-inoculations de se produire.

Pour atteindre ce but, il faut d'abord mettre à nu la surface ulcérée en faisant tomber les croûtes par des bains, des applications de cataplasmes, des pulvérisations avec de l'eau boriquée ou par des enveloppements humides (salicylate de soude à 1 % ou sublimé à 0,25 %).

Les applications de cataplasmes ou les enveloppements doivent être faits pendant un temps très court pour ne pas permettre aux auto-inoculations de se produire.

On les supprimera aussitôt que les croûtes seront tombées. On peut alors faire l'occlusion des lésions avec de l'emplâtre de Vigo ou l'emplâtre rouge de Vidal, composé de :

Minium........................	5 parties
Cinabre........................	5 —
Emplâtre de diachylon...........	52 —

On peut encore étendre sur les pustules le mélange suivant:

Emplâtre de Vigo	5 parties
Vaseline	30 —

Si ce traitement est mal supporté, on fera l'occlusion avec de la pommade à l'acide borique ou à la pâte d'oxyde de zinc, dont voici la formule:

Oxyde de zinc	ââ parties égales.
Vaseline	ââ parties égales.
Naphtol β	5 à 10 °/₀.

On peut se servir encore du salol, de l'iodol, de l'aristol, de l'iodoforme.

S'il existe une tendance à la gangrène, on pansera avec le vin aromatique, ou l'alcool camphré.

Enfin s'il se produit de l'irritation, on emploiera concurremment les applications émollientes.

Pour éviter l'auto-inoculation, le malade aura recours aux soins de propreté, aux lavages antiseptiques; les pièces de vêtement en rapport avec la peau doivent être désinfectées au sublimé ou à l'étuve.

Quinquaud.

Lotions à l'alcool camphré au dixième.
Pointes de feu.

Brocq.

Applications de styrax.

A. Renault.

Jadis, la durée de l'ecthyma était démesurément longue en dépit des topiques les plus divers.

Aujourd'hui le traitement de cette affection est dominé par la notion récemment acquise de l'inoculabilité de la pustule aux régions voisines ; elle disparait en quelques jours, grâce à l'isolement de chaque pustule.

Voici comment il faut procéder :

I. Médication externe. — Appliquer des cataplasmes émollients, jusqu'à ce que les croûtes qui recouvrent les pustules soient tombées. Après la chute des croûtes, recouvrir chacun des ulcères sous-jacents d'une petite rondelle d'emplâtre de Vigo que l'on change tous les trois jours, à moins que la suppuration ne la décolle plus tôt. Le bourgeonnement et la cicatrisation s'effectuent très vite sous cet opercule.

II. Médication interne. — Il sera utile de prescrire, dans la plupart des cas, des préparations de fer ou de quinquina. Car les individus atteints d'ecthyma sont souvent des cachectiques ou tout au moins des débilités.

III. Régime. — Prescrire au malade un régime analeptique, composé de viandes saignantes, de légumes verts et de vins généreux.

ECZÉMA. (1)

Hardy.

I. Traitement général. — Il a la plus grande importance, il est trop négligé aujourd'hui.

(1) Pour les notices de MM. Hardy, Alfred Fournier, Hallopeau, Gaucher, Brocq, nous avons fait quelques emprunts aux articles de M. Marcel Baudouin, dans la *Semaine Médicale*.

La période aiguë passée, l'arsenic est le médicament par excellence et trouve son emploi dans toutes les formes et chez tous les malades indifféremment. Employer de préférence la solution d'arséniate de soude, dosée de manière qu'une cuillerée à bouche contienne 5 milligrammes du médicament. En prescrire une cuillerée par jour et porter la dose jusqu'à 10 et 15 milligrammes. Cette préparation, très facile à prendre et à graduer, est généralement bien supportée par les voies digestives.

II. Traitement local. — Pommade d'onguent citrin à 2 p. 30 ou de tannin à 1 p. 30.

III. Précautions hygiéniques. — Les malades doivent éviter toute fatigue, toute excitation générale : les exercices corporels violents (gymnastique, armes, chasse), les courses rapides et prolongées, déterminant une sueur abondante, sont souvent suivis d'exaspération dans l'état des éruptions eczémateuses.

De même aussi le travail intellectuel opiniâtre, les veilles prolongées, etc.

A. Fournier.

L'eczéma n'est qu'un symptôme, de même que la toux, la dyspnée. C'est une inflammation banale, catarrhale, une chaudepisse de la peau. Il faut, avant tout, chercher à en connaître les causes, qui sont extrêmement variées (traumatisme, goutte, diabète, etc.).

I. Traitement local. — Ceci fait, d'une façon générale, on doit tolérer la période inflammatoire et la calmer par les émollients ; sinon, comme il arrive pour la chaudepisse, on se ménage des eczémas tenaces, interminables.

La seconde période patiemment attendue, on recourt aux pommades à l'oxyde de zinc et surtout au caoutchouc trop délaissé.

II. Traitement général. — L'arsenic et les préparations internes sont d'une utilité problématique.

Eczéma chronique du scrotum. — Pour les vieux scrotums rugueux, épaissis, indurés, prurigineux, que l'on prend trop souvent pour des affections vénériennes, l'emploi d'un suspensoir en caoutchouc détermine rapidement une amélioration surprenante.

Ch. Bouchard.

Lotions alcoolisées de naphtol β à 5/1000 ou pommades de naphtol β de 5 à 10 pour 100 ; lotions alcoolisées de naphtaline à 30/1000 ou pommades de naphtaline à 1/10.

E. Besnier.

Eczéma aigu. — Prescrire pommade avec :

Acide salicylique..............	de 50 cent. à 2 gr.
Oxyde de zinc en poudre.......	} àà 24 —
Poudre d'amidon..............	
Lanoline......................	de 30 à 40 —
Vaseline......................	de 10 à 20 —

Eczéma de la dentition. — C'est un eczéma réflexe du visage, parfois du dos de la main et du poignet avec sensibilité gingivale et salivation ; trois indications :

1° *Calmer le prurit gingival* ;
2° *Combattre l'insomnie* ;
3° *Guérir l'état local.*

1° *Calmer le prurit gingival* : toucher et frictionner fréquemment les gencives avec la pulpe du doigt, trempé dans une solution ainsi formulée :

Hydrochlorate de cocaïne......	5 centigr.
Bromure de potassium........	50 —
Eau distillée...............	ãã 10 grammes.
Glycérine.................	

2° *Combattre l'insomnie* : lorsqu'elle est prolongée, faire ingérer par cuillerées à soupe, d'heure en heure, la potion suivante :

Bromure de sodium............	30 à 50 centigr.
Sirop de fleurs d'oranger.......	60 grammes.

3° *Guérir l'état local :* panser les plaques eczémateuses de la face avec une pommade contenant :

Oxyde de zinc...................	10 grammes.
Vaseline......................	30 —

En outre, recouvrir les régions malades d'un masque en toile de caoutchouc ou en mousseline ; suivant les parties atteintes, on peut le remplacer par une feuille de mackintosch.

Eczéma infantile des narines et de la lèvre supérieure. — I. Traitement interne. — Huile de foie de morue.

II. Traitement externe. — Badigeonner les narines avec l'huile de foie de morue.

Tamponner les narines avec des boulettes de ouate hydrophile.

Recouvrir la lèvre supérieure d'une feuille de caoutchouc, maintenue de chaque côté par deux lacs, embrassant l'oreille.

Eczéma et folliculite du vestibule. — Lotions avec l'eau ferro-cuivrique de Saint-Christau, ou avec une solution de sulfate de cuivre à 1 ou 1/2 p. 100.

Introduire ensuite dans les narines une boulette de coton imprégnée de :

N° 1.	Emplâtre diachylon............ Huile d'olives................	āā
N° 2.	Acide salicylique.............	0 gr. 10
	Huile d'amandes douces......	100 —

Eczéma séborrhéique. — Le soir, mettre sur la tête de la pommade soufrée à 15 0/0.

Le matin, préparer une solution d'ammoniaque (une cuillerée à café pour 3 cuillerées d'eau), y tremper une éponge qu'on exprime et avec laquelle on nettoie le cuir chevelu. Tailler largement les vêtements, pour ne pas faire de plis sous les bras. Nettoyer l'aisselle avec de l'eau chaude et du savon. L'enduire avec :

Acide salicylique............	1 à 5 gr.
Oxyde de zinc .... Vaseline..................	āā 50 —

Par-dessus la pommade, mettre une plaque de coton hydrophile.

Bains avec :

Trisulfure de potassium............... 20 gr.

Eczéma du cuir chevelu des enfants. — Faire couper les cheveux.

Sur le cuir chevelu, faire des lavages avec le savon.

Sur la face, faire des lotions avec de l'eau tiède, à laquelle on ajoute un peu de lait, pour mieux dissoudre les sécrétions grasses de la peau.

Faire ensuite les applications de résorcine :

Résorcine...........................	1 gr.
Oxyde de zinc........................	3 —
Vaseline	1 —

On peut remplacer la résorcine par le soufre à la dose de 1 gr. 50.

Eczéma scrofuleux et tuberculeux des enfants.— Faire deux fois par jour des lavages avec un liquide tiède, composé de :

Liqueur de Van Swieten....	1 cuillerée
Eau....................	1 verre

Peu à peu on arrive à employer la liqueur pure. On fait, en même temps, des applications de pommade au calomel, à 1 gr. 10 pour 30 cent.; puis on a recours au précipité rouge, à la dose de 6 centigr. pour 30 centigr.

Comme ces préparations sont irritantes, il faudra en surveiller l'usage.

Eczéma de l'anus.— Tous les 2 ou 3 jours, badigeonnages avec :

Nitrate d'argent...............	1 gr.
Eau distillée................	100 —

Appliquer la pommade suivante :

Précipité jaune...............	0 gr. 05
Vaseline....................	10 —

Eczéma de la moustache. — Après l'épilation complète, douches de vapeurs et applications permanentes de caoutchouc. Sous ce revêtement protecteur, la surface se déterge rapidement et l'irritation diminue.

Cependant, dans quelques cas, le caoutchouc, s'il n'est pas bien retenu par des bandelettes élastiques peut, en se déplaçant, irriter les surfaces voisines.

Eczéma des parties génitales. — I. Traitement général. — Au début, traitement antiphlogistique.

II. Traitement local. — Le jour, enveloppement par le caoutchouc.

La nuit, cataplasmes de fécule.

Après un mois de traitement, pommade irritante :

Sulfure de zinc hydraté.........	5 gr.
Vaseline......................	100 —

Chaque semaine, deux bains au carbonate de soude, 50 gr.

E. Vidal.

Régime. — S'abstenir de café, d'eau-de-vie, de liqueurs, de vin, de viande de porc, de gibier, de salaisons, d'aliments épicés, de choux, de choux-fleurs, d'asperges, de coquillages, de poissons de mer et de fromages salés.

Eczéma séborrhéique du cuir chevelu. — Prescrire :

Tannin.................. }	ãã 1 gr.
Calomel................. }	
Glycérolé d'amidon........	30 —

Eczéma de la face. — Quand il y a sycosis, prescrire un sparadrap, connu sous le nom *d'emplatre rouge de Vidal* et composé de :

Minium....................	2 gr. 50
Cinabre....................	1 — 50
Emplâtre diachylon.........	26 —

Eczéma des paupières. — Si le sujet est scrofuleux :

Précipité jaune............	0 gr. 25
Huile d'amandes douces.....	1 —
Beurre de cacao............	4 —

Eczéma de la barbe et des sourcils. — Prescrire :

Soufre précipité.............	5 gr.
Beurre de cacao...........	10 —
Huile de ricin..............	50 —
Baume du Pérou..........	Q. S.

Eczéma de la moustache. — Si l'affection laisse après elle quelques indurations ou un peu d'hypertrophie, faire des scarifications qui décongestionnent rapidement le derme.

Eczéma de l'anus. — Prescrire :

Acide tartrique ....0,25 à	0 gr. 50
Huile d'amandes douces.....	1 —
Beurre de cacao.............	4 —

Dans l'eczéma sec, avec vives démangeaisons :

Tannin....................	} àà 1 gr.
Calomel....................	
Glycérolé d'amidon..........	30 —

Eczéma des parties génitales de la femme. — Introduire dans le vagin des tampons de ouate, après avoir imbibé les trois premiers tampons avec :

Baume de Gurjun..........	1 partie.
Eau de chaux...............	2 —

Rouler les autres tampons dans la poudre de talc. Faire un pansement chaque jour.

Jules Simon.

Eczéma chronique des enfants. — Prescrire :

Bioxyde de mercure..............	0 gr. 50
Camphre	1 —
Axonge..........................	30 —

Chez les enfants atteints d'eczéma plus ou moins

généralisé, il faut proscrire les bains pour l'enfant et le café pour la nourrice.

Quoique le bain puisse débarrasser la peau de ses suintements irritants, il affaiblit trop l'enfant, d'autant que l'eczéma est le plus souvent lui-même l'indice d'un trouble de la santé et de la nutrition.

On remplace les bains par l'enveloppement dans du taffetas gommé, et par des lavages fréquents de la peau avec de l'eau chaude additionnée d'un peu d'acide borique et d'amidon, de façon à donner au liquide une consistance légèrement gluante.

En même temps, on fait prendre de l'eau de chaux.

L'amélioration devient rapidement sensible et la guérison se fait bientôt.

Hallopeau.

Eczéma chronique circonscrit et eczéma lichénoïde. — Faire l'application quotidienne de l'emplâtre rouge de Vidal ou du liniment siccatif de Pick.

Eczéma séborrhéique. — I. TRAITEMENT LOCAL. — Dans les formes non suintantes, lavages avec le savon au goudron et au Panama et applications de pommade soufrée à 1 0/0.

II. RÉGIME. — La cause prochaine de la maladie étant, selon toute vraisemblance, un trouble dans l'évolution et l'excrétion des matières grasses qui deviennent en s'éliminant une cause d'irritation pour le derme, réduire dans la mesure du possible l'alimentation par les graisses et les féculents.

Eczéma de la moustache. — Epiler toute la surface de la moustache.

Prescrire l'huile phéniquée au 1/10, pendant une huitaine de jours; puis des doubles de tarlatane, imprégnée d'une solution de sublimé à 1 pour 5000, sont tenus en permanence sur la surface malade.

Peu à peu, la pustulation cesse et d'autre part la peau sèche : au bout d'une ou deux semaines, on peut appliquer l'emplâtre de Vidal.

Tenneson.

Le traitement de l'eczéma, comme celui de toute dermatose, comprend trois parties : traitement hygiénique, traitement interne, traitement externe.

I. Traitement hygiénique. — Il est à peu près le même pour toutes les maladies chroniques de la peau.

Écarter les causes occasionnelles de la dermatose, ce qui pousse à la peau, ce qui l'irrite de dehors en dedans ou de dedans en dehors, voilà la règle.

L'application varie avec les malades; c'est affaire de tact et d'expérience, de la part du médecin.

II. Traitement interne. — Il est nul. Plusieurs médicaments sont nuisibles aux eczémateux, il n'en est pas un seul actuellement connu qui leur soit utile.

III. Traitement externe. — Pour guérir dans le temps minimum, un eczéma doit suinter le plus abondamment, le plus longtemps possible. Au moyen d'une foule de topiques, on peut transformer rapidement un eczéma suintant en eczéma squameux; on abrège ainsi la période de suintement, mais on allonge la durée de l'eczéma lui-même.

Dans tous les eczémas sans exception, dans les

eczémas secs aussi bien que dans les eczémas humides commencer le traitement par la toile de caoutchouc que l'on maintient au contact de l'eczéma, pas trop serrée. Quelques eczémas secs deviennent alors suintants ; d'autres se refusent à suinter; en pareil cas, au bout de 48 heures, passer à la seconde phase du traitement.

Quand l'eczéma est très irrité ou très irritable, surtout à la face, en particulier chez les enfants, il convient de faire précéder la toile de caoutchouc, pendant environ trois jours, de cataplasmes de fécule froids. Les cataplasmes chauds n'ont pas l'action sédative que l'on recherche : faits avec l'amidon, ils ne prennent pas la consistance voulue ; et les cataplasmes de farine de lin provoquent à coup sûr une dermatite artificielle.

Quand cesse l'enveloppement dans le caoutchouc, commence la deuxième phase du traitement.

Les parties malades doivent être graissées trois fois par jour et protégées avec du linge fin. Un eczéma ne doit jamais être exposé.

La pommade à l'oxyde de zinc, dont l'usage est si répandu, mais qu'on applique toujours trop tôt, est à ce moment très convenable, — à deux conditions, c'est qu'elle ne soit pas trop concentrée (1/20, dose maxima), et qu'elle ait pour excipient l'axonge fraîche. L'axonge rance provoque une dermatite artificielle ; on a donc proposé d'autres excipients non altérables : la vaseline, la glycérine, etc. La vaseline, si précieuse d'ailleurs en dermatologie, est trop excitante pour l'eczéma. La glycérine est désagréable pour le malade, quand elle est appliquée sur de grandes surfaces, et si elle n'est pas neutre, pure, elle est irritante. Le cérat et le cold-cream s'altèrent bien plus vite que l'axonge fraîche.

On peut employer en pommade le sous-nitrate de bismuth (1/20), agent précieux, supérieur à l'oxyde de zinc, parce qu'il n'excite pas ; son seul inconvénient est d'être coûteux, quand il faut l'appliquer sur de grandes surfaces.

On peut aussi employer la résorcine (1/50).

Mais il est inutile d'étendre la liste de ces pommades et d'en compliquer les formules. Les plus simples, les moins actives sont les meilleures. C'est par l'excipient, par la graisse, bien plus que par la base, qu'elles agissent dans l'eczéma.

Du Castel.

Dans la période aigüe, traitement émollient, antisepsie locale et intestinale (salol-naphtol); occlusion ouatée.

Eczéma circonscrit. — Teinture d'iode, comme pour l'eczéma séborrhéique, soit sur toute la surface, soit sur les bords.

Puis occlusion avec les emplâtres, soit peu actifs (comme l'emplâtre à l'huile de foie de morue), soit parasiticides (emplâtre rouge, emplatre de Vigo).

Gaucher.

I. Traitement local. — 1° *Période de suintement*, poudre d'amidon.

2° *Période de croûtes*, cataplasmes et bains d'amidon.

3° *Période de desquamation*, pommades inertes au précipité blanc, oxyde de zinc, sous-nitrate de bismuth.

N° 1	Oxyde de zinc..............	2 gr.
	Axonge....................	30 —
N° 2	Calomel	2 gr.
	Axonge....................	30 —
N° 3	Sous-nitrate de bismuth......	3 gr.
	Axonge....................	30 —
N° 4	Sous acétate de plomb liquide } Glycerine................. }	āā 8 gr.
	Axonge....................	30 —

Respecter l'eczéma des vieillards, celui des enfants et même celui des adultes, quand il est très étendu ; ne le traiter que par portions successives et avec prudence. Plusieurs cas de métastases mortelles ont été la suite de la disparition rapide d'un eczéma.

II. Régime. — Il doit être sévère : purgatifs, lait et diurétiques.

Eczéma chronique. — Le seul traitement curatif local est l'huile de cade, soit en pommade (en proportion variable), soit pure, soit mitigée avec l'huile d'amandes douces.

N° 1	Huile de cade..............	4 gr.
	Glycerolé d'amidon..........	30 —
N° 2	Huile de cade............... } Huile d'amandes douces..... }	āā 20 —

Eczéma articulaire.— Il résiste souvent à l'huile de cade; employer les applications de sublimé au 1/100 ou 1/200.

Sublimé	0 gr. 25 à 0,50
Alcool à 36°............	10 —
Eau distillée	40 —

Brocq.

Chez tout eczémateux, il y a à considérer : 1º le terrain ; 2º la lésion locale.

1º TRAITEMENT INTERNE. — Chez les *strumeux*, huile de foie de morue blanche ou blonde, avant repas.

Si l'huile de foie de morue ne peut être prise, à cause des trop grandes chaleurs, prescrire le sirop iodo-tannique et l'arséniate de soude associés aux amers.

Chez les *arthritiques*, les alcalins :

Benzoate de soude............	2 gr.
Bicarbonate de soude.........	10 —
Sirop de fumeterre........ }	ãã 200 —
Eau distillée............... }	

De 2 à 4 cuillerées à soupe par jour.

Chez les *goutteux* avérés, donner huit jours par mois l'eau de Vichy (Célestins), huit autres jours par mois l'eau de Contrexeville (Pavillon), 3/4 de verre, à jeun, une heure avant chaque repas ; aux repas, l'eau de Royat.

Chez les *goutteux* qui ont de violentes poussées d'eczéma, sortes d'attaques de goutte à la peau, donner, les deux ou trois premiers jours de la poussée, du chlorhydrate ou du bromhydrate de quinine à hautes doses.

Puis, pendant huit jours par mois, prescrire des pilules renfermant par pilule :

Chlorhydrate de quinine........	10 centigr.
Extrait de colchique......... }	ãã 1 —
Poudre de feuilles de digitale }	

De une à trois pilules par jour.

Le reste du temps, donner la lithine associée à la gentiane.

Chez les sujets atteints de *lithiase biliaire* ou *rénale* :

Benzoate de lithine.........	de 2 à 5 gr.
Bicarbonate de soude..........	10 —
Sirop de fumeterre......... }	àà 200 —
Eau distillée............... }	

De 2 à 4 cuillerées à café par jour.

Chez les *scrofuleux* :

Vin ferrugineux..............	45 gr.
Sirop..................... }	àà 8 —
Liqueur de Pearson......... }	
Eau distillée..................	60 —

De 1 à 2 cuillerées à café, aux repas.

Chez les *arthritiques atteints d'eczéma torpide*, donner l'arséniate de soude associé à la lithine et à la gentiane.

Dans tous les cas de prurit extrême, la teinture mère de belladone pendant deux ou trois jours par semaine, aux doses de 2 à 6 gouttes par jour.

Dans tous les cas, révulsion intestinale modérée avec le séné épuisé par l'alcool ou avec la poudre laxative de Vichy.

II. Régime. — Chez tous, un régime alimentaire des plus sévères, et, dans les cas graves et rebelles, le régime lacté.

III. Traitement local. — Dès que l'eczéma est maniable et surtout lorsqu'il s'agit d'eczémas des plis ou d'eczémas à bordures nettes, dans lesquels le parasitisme joue un rôle certain, agir énergiquement :

Commencer par les pommades de calomel, dont voici le type :

Calomel.........	de 0 gr. 50 à	1 gr. 50
Oxyde de zinc................		3 —
Vaseline pure................		17 —

Appliquer la pommade, en employant d'abord de faibles quantités.

Poudrer ensuite avec le mélange suivant :

N° 1	Oxyde de zinc................	10	parties.
	Talc pulvérisé...............	40	—
N° 2	Oxyde de zinc.............	àà 1	partie
	Sous-nitrate de bismuth.....		
	Poudre d'amidon.............	3	—

Si l'eczéma résiste, appliquer :

a). Aux plis, la pommade du type suivant :

Oxyde jaune d'hydrargyre....	de 0 gr. 50	à 1 gr.
Huile de cade vraie..........	de 1 —	à 4 —
Vaseline pure...		20 —

b). Au cuir chevelu, la pommade dont voici la formule.

Naphtol..........	àà de 30 cent. à 1	gramme.
Camphre.........		
Résorcine........		
Soufre précipité.............	de 2 à 5	—
Vaseline pure.................	20	—

c) Ailleurs, les badigeons de nitrate d'argent au vingtième ou les pommades à l'acide pyrogallique et à l'acide salicylique, par exemple :

Acide salicylique...............	50	centigr.
Acide pyrogallique..............	1	gramme.
Vaseline pure...................	20	—

Il est entendu que, si ces préparations irritent, on revient à des topiques moins énergiques.

Les meilleurs emplâtres sont sans contredit les emplâtres à l'oxyde de zinc et, dans les cas rebelles, les emplâtres à l'huile de foie de morue.

Contre les lésions prurigineuses, se servir des lotions à l'eau brûlante phéniquée et des pommades protectrices suivantes :

Essence de menthe ou acide phénique...	0 gr. 50 cent.
Vaseline pure........................	18 —
Oxyde de zinc........................	12 —

S'il y a des fissures, prescrire le nitrate d'argent en solution au 20e, puis la lanoline après la cautérisation.

Eczéma chronique. — Pommade avec :

Acide tartrique......................	1 gr.
Acide salicylique................	0. 50 à 1 —
Glycérolé d'amidon à la glycérine pure..	25 —

Eczéma de l'anus. — Suppositoire :

Chlorhydrate de cocaïne........	2 à 5 cent.
Extrait thébaïque...............	5 —
Oxyde de zinc..................	12 —
Beurre de cacao................	3 gr.

Pour un suppositoire.

Eczéma et folliculite du vestibule. — Pommade avec :

Précipité blanc ou oxyde jaune.........	1 gr.
Axonge..........................	ãã 10 —
Lanoline........................	

Eczéma de la moustache. — Lorsque les surfaces sont bien détergées, on met une pommade qu'on change tous les jours.

Le premier jour, onguent styrax, coupé de deux parties d'huile.

Le deuxième jour, pommade au précipité jaune au 1/20, additionnée ou non d'huile de cade.

Le troisième jour, pommade à l'oxyde de zinc au 1/10.

Et ainsi de suite en répétant la série.

A la période terminale, lorsque l'affection ne se manifeste plus que par de l'érythème, les poils repoussent souvent difformes, très gros, doubles ou au contraire très fins, pâles et décolorés. On a alors intérêt à épiler pour permettre au follicule de reproduire une racine neuve et saine, à la place de l'autre dont la nutrition a été troublée.

Gombault.

1° Traitement interne. — Associer les sudorifiques, les dépuratifs, les laxatifs et les alcalins. Prescrire un sirop composé, contenant :

Bicarbonate de soude....................	8 gr.
Acétate de soude........................	8 —
Rhubarbe................................	1/6
Follicules de séné......................	1/12
Jalap...................................	1/12
Excipient renfermant de la salsepareille, de la squine, du sassafras, de la gentiane, de l'aristoloche........................	500 gr.

Administrer 50 à 100 grammes du médicament par jour, en 3 ou 4 fois.

2° Traitement externe. — Appliquer deux fois par jour, sur les parties malades, une pommade ainsi formulée :

Axonge..................................	30 grammes
Ergotine................................	3 —
Protochlorure de mercure...............	3 —

Quinquaud.

Eczéma aigu. — Appliquer sur les régions malades des bandes de caoutchouc vulcanisé : avoir deux feuilles de caoutchouc, une pour le jour, une pour la nuit et les appliquer alternativement, sans dépasser les limites du mal. Autrement, l'eczéma s'étendrait sous les bandes jusqu'à leurs bords ; avoir soin de désinfecter, matin et soir, le caoutchouc, dès qu'il a été enlevé, à l'acide borique.

Bains d'amidon de peu de durée.

Eczéma chronique. — Pommade à l'ichtyol à 1/10.

Eczéma des jambes. — Repos, caoutchouc, emplâtres, compressions ouatées, nitratations, douches sulfureuses froides.

Eczéma des ongles. — Caoutchouc, pommades à l'huile de cade ou au goudron de 1 à 4 pour 10 ; grattage, arrachement et nitratation de la matrice unguéale.

Eczéma des nouveau-nés. — Envoyer les *arthritiques* à Royat, Plombières, Néris, la Bourboule, le mont Dore.

Envoyer les *strumeux* à Saint-Sauveur, Uriage, Saint-Gervais.

Interdire absolument le séjour au bord de la mer.

Eczéma du cuir chevelu et des régions pilaires. — Prescrire les émollients, et l'occlusion avec une toile de caoutchouc pendant dix ou quinze jours.

Cesser l'emploi du caoutchouc, lorsque, après avoir atténué les phénomènes inflammatoires, l'œdème commence à disparaître.

Badigeonner alors avec une solution de nitrate d'argent au 1/15.

Alterner ainsi le caoutchouc et la nitratation.

Eczéma des muqueuses. — Appliquer la poudre d'iodoforme ou d'iodol et cautériser au nitrate d'argent.

Eczéma orbiculaire. — Les irritants forment la base du traitement; employer la solution de nitrate au 1/5 ou 1/10 et même le crayon ou l'emplâtre suivant:

Emplâtre simple................	50 gr.
Résorcine......................	2 — 50

En faire des applications, nuit et jour, protéger la partie malade du contact de l'air avec de la vaseline simple, jusqu'à guérison; continuer le traitement pendant un mois après, soit en tout deux mois.

Eczéma hyperhidrosique. — Causé par la sécrétion exagérée de la sueur.

Donner les astringents ou :

Vaseline..........................	20 grammes.
Litharge..........................	1 —

Eczéma intertrigineux. — Siégeant surtout au nez, au front, au cuir chevelu; chez les enfants, aux plis articulaires et aux organes génitaux ; chez les femmes, sous la mamelle.

Prescrire l'une des pommades suivantes :

N° 1.	Vaseline.....................	20 grammes.
	Oxyde de zinc................	2 —
N° 2.	Vaseline.....................	20 grammes.
	Sous-nitrate de bismuth......	3 —

De Saint Germain et Valude.

Eczéma des paupières. — Faire, sur le bord des paupières, des onctions avec :

Oxyde de zinc......................	1 centigr.
Vaseline............................	30 gr.

Mêlez.

ELEPHANTIASIS DES ARABES.

E. Besnier.

La compression représente le moyen d'action réellement efficace; chez les divers malades, le degré exact de la compression efficace, suffisante et non trop forte, varie notablement et ne peut être réalisé qu'après bien des tâtonnements ; trop peu serré, le bandage est sans action : trop serré, il devient rapidement la cause de vives douleurs et de lésions ulcéreuses ou gangréneuses.

Ce mode de traitement doit être effectué par le médecin lui-même, et réclame de sa part une surveillance minutieuse.

EMPLATRES.

Hopital Saint-Louis.

Emplâtres sur gaze imperméable (mousselines emplâtres) de Cavaillès. — Depuis quelques années, on emploie à l'hôpital Saint-Louis de nouveaux emplâtres (mousselines emplâtres), dont les premiers types ont été indiqués par Unna.

Ces emplâtres à base de caoutchouc ont été perfectionnés depuis par M. Cavaillès, ancien interne de Saint-Louis ; expérimentés avec succès dans les divers services de cet hôpital, ils rendent de grands services dans la pratique dermatologique. Très simples et très agglutinatifs, ils se conservent indéfiniment, et peuvent contenir des doses considérables de médicaments variant entre 10 et 60 0/0.

La masse emplastiaire, étant formée en grande partie de lanoline caoutchouctée, n'altère en rien les différents principes actifs de ces sparadraps ; coulés sur de la soie ou de la satinette rose, ils constituent donc un pansement très propre et très commode.

Voici la liste des principaux emplâtres employés :

Emplâtre à l'oxyde de zinc simple, boriqué, salicylé, contre l'eczéma (Besnier, Brocq, Fournier, Tennesson).

— à l'oxyde de zinc mentholé ou phéniqué, contre l'eczéma, le prurit.

— rouge de Vidal au minium et au cinabre, contre l'ecthyma, le lupus, les furoncles (Vidal, Brocq, Hallopeau).

— à l'huile de Cade désodorisée, contre le psoriasis.

— chrysophanique, pyrogallique au 10e, contre le psoriasis.

— salicylé, créosoté, fort ou faible, contre le lupus Besnier, Tennesson).

— résorciné simple, créosoté fort ou faible, contre le lupus.

— à l'huile de foie de morue mentholée, contre le lichen, le prurigo (Vidal, Brocq).

— à l'ichtyol simple ou soufré, contre l'acné-trichophytre (Brocq).

— de Vigo sur soie, contre le lupus, la teigne. (Besnier, Fournier, etc.)

Emplâtre hydrargyrique simple ou phéniqué.
— au calomel au 1/4, contre la syphilis (Quinquaud).
— mixte au biiodure et bichlorure, contre la teigne (Quinquaud).
— adhésif simple, phéniqué, boriqué.
— au salol, iodoforme, aristol, dermatol, etc.
— perforé de Vigo, de zinc, etc. (Besnier, Constantin Paul).

Hallopeau.

1° La lanoline, additionnée d'une quantité suffisante de gomme élastique dissoute à l'aide de la benzine, constitue un excipient, qui donne les meilleurs résultats, chaque fois que l'on n'a pas à redouter une légère irritation des téguments ; elle a le grand avantage d'être inaltérable, miscible au produit semblable que contient normalement l'épiderme et très adhésive.

2° Il y aura lieu de rechercher expérimentalement si, comme on est en droit de le supposer à priori, les médicaments incorporés dans cet excipient sont bien absorbés.

3° L'emplâtre diachylon constitue, dans les mêmes conditions, un excellent excipient, si, toutefois, il a été récemment préparé avec des résines et de l'huile fraîches.

4° Une bonne formule d'emplâtre à l'oxyde de zinc est encore à trouver.

5° L'emplâtre savonneux et salicylé de Pick constitue une bonne préparation pour le traitement des eczémas subaigus avec hyperkératose, et de tous les processus hyperkératosiques.

6° L'emplâtre simple peut continuer à être employé pour les préparations auxquelles on incorpore un produit oléagineux, ou liquéfiable dans l'emplâtre, tel que l'huile de foie de morue, l'huile de chaulmoogra et la créosote.

7° L'emploi des préparations emplastiques doit être préféré à celui des pommades, chaque fois que l'on se trouve en présence d'une dermatose circonscrite, siégeant dans une région non velue à surface régulière.

8° Les emplâtres rendent les plus grands services chaque fois qu'il s'agit d'une dermatose liée à la multiplication d'agents infectieux auto-inoculables ; en pareil cas, l'emplâtre rouge de Vidal est un des meilleurs auxquels on puisse recourir.

9° On peut agir profondément, par l'intermédiaire des emplâtres, sur les éléments spécifiques contenus dans le derme ; l'action de l'emplâtre rouge et de l'emplâtre de Vigo sur les syphilides, alors même qu'elles ne sont pas ulcérées, en donne un éclatant témoignage.

10° Il en est de même de l'action qu'exercent sur toutes les manifestations de la syphilis les applications en larges surfaces d'emplâtres mercuriels, suivant la méthode de Unna et de Quinquaud.

ENGELURES.

E. Besnier.

Dès que le froid commence, prendre des bains de pieds et de mains dans de l'eau tiède, contenant une décoction de feuilles de noyer, ou avec de l'eau dans laquelle on a fait dissoudre du tannin.

Après le bain, frictions avec de l'alcool camphré ; puis saupoudrer avec la poudre suivante :

Amidon en poudre...........	90	grammes
Salicylate de bismuth.........	10	—

Le jour, porter des gants.

Le soir, pour calmer les démangeaisons, après le bain de feuilles de noyer, au lieu d'alcool, se frictionner avec la préparation astringente suivante :

Glycérine..........................	50 gr.
Eau de rose....................	50 —
Tannin...........................	10 centigr.

Après cette friction, couvrir de nouveau les mains avec la poudre d'amidon et de bismuth.

Engelures ulcérées. — Envelopper les engelures ulcérées de feuilles de noyer ramollies par décoction dans l'eau.

Brocq.

I. Traitement général. — Prescrire les pilules suivantes :

Sulfate de quinine.......... } Ergoline.................... }	ââ 5 cent.
Poudre de feuilles de digitale. } Extrait de belladone........ }	ââ 1 milligr.

Pour une pilule. Quatre pilules par jour, avant les repas.

II. Traitement local. — 1° lotions ; 2° pommades ; 3° collodions et emplâtres.

1° *Lotions*. — Quand les engelures ne sont point ulcérées, après avoir lavé les mains, ou sans les avoir lavées, frictionner légèrement les parties malades avec l'alcool camphré.

Puis saupoudrer avec :

Amidon..................	90 grammes.
Salicylate de bismuth....	10 —

Ou bien frictionner avec le mélange de Liebreich :

Alun..................	ãã 5 grammes.
Borax..................	

Faire dissoudre dans 200 gr. d'eau de roses.

Ou avec la solution de nitrate d'argent au 1/150.

Ou avec un mélange au quart d'eau de cannelle et d'eau distillée.

Ou enfin avec un mélange excitant, composé de :

Alcool camphré................	50	grammes.
Alcoolat de Fioravanti..........	25	—
Teinture de cantharides.........	2 à 5	—

2° *Pommades*. — Oindre les parties malades, une, deux ou trois fois par jour, avec :

N° 1.	Borax....................	5	grammes.
	Onguent simple..........	250	—
N° 2.	Alun calciné.............	2	gr. 50.
	Axonge..................	15	—
	Pommade rosat..........	2	—
	Iodure de potassium....	1	—
	Laudanum de Rousseau.	1	— 50.
N° 3.	Graisse de bœuf........	ãã 25	grammes.
	Graisse de porc........		
	Oxyde noir de fer......	ãã 3	—
	Essence de térébenthine		
	Essence de bergamote..	20	centigr.
N° 4.	Térébenthine...........	ãã 10	grammes
	Cire jaune.............		
	Pétrole		
N° 5.	Acide phénique.........	1	gramme.
	Iode pur...............	ãã 2	—
	Tannin pur.............		
	Cérat	50 à 30	—

Pour la face, ne pas se servir des préparations au nitrate d'argent ou à l'iode.

Prescrire alors une des deux premières formules ou de la pommade à l'oxyde de zinc, additionnée d'un peu d'acide phénique et de quelques gouttes d'essence de lavande.

On a recommandé l'onguent Canet, l'onguent styrax, le *liniment oléo-calcaire* (excellent surtout si l'on y ajoute 1/100 ou 1/200 d'acide phénique).

Enfin on a vanté les deux pommades suivantes :

N° 1.	Axonge		15 grammes.
	Lycopode	àà	50 centigr.
	Tannin		
N° 2.	Acide borique		1 gr.
	Oxyde de zinc pulvérisé		1 —
	Vaseline pure		15 —
	Chlorhydrate de morphine		10 centigr.

3° *Collodions et emplâtres.* — Contre les engelures *non ulcérées*, employer le collodion simple (Vidal), un collodion renfermant 1/40 d'iode métalloïdique, ou un collodion renfermant 1/20 d'iodoforme.

Engelures ulcérées. — Comme lotions, employer l'alcool camphré, le vin aromatique, la liqueur de Van Swieten, ou une solution faible de chlorure de sodium et de chlorure de chaux.

Se servir de l'emplâtre à l'oxyde de zinc d'Unna ou de l'emplâtre rouge de Vidal.

EPITHÉLIOMA.

Quinquaud.

L'aristol (dithymol biiodé) jouit de propriétés cicatrisantes, même contre l'épithélioma.

On le prépare de la façon suivante :

Iode sublimé......................	60 grammes.
Iodure de potassium..............	80 —
Eau distillée (p. 300 cent. cubes)..	Q. S.

Mélanger cette solution, à volumes égaux et à une température de 15 à 20 degrés, avec la suivante :

Thymol	15 grammes.
Hydrate de soude	15 —
Eau distillée (p. 300 cent. cubes)..	Q. S.

Il se fait un précipité volumineux, de couleur rouge brun foncé ; il n'y a qu'à laver et à recueillir.

L'aristol n'est pas toxique; on l'administre à la dose de 1 à 2 gr. 50 par kilogr. d'animal, sans accident.

Guéniot.

Épithélioma de la face. — Faire des applications locales d'acide acétique, au moyen d'une baguette de verre ou de bois, ou d'un pinceau, si l'ulcération est plus étendue ; une mince couche de liquide est ainsi déposée à la surface de l'ulcération ou des croûtes qui la recouvrent.

Répéter ces applications tous les deux jours, tous les jours ou même plusieurs fois par jour.

Employer l'acide acétique cristallisable, dilué à la moitié ou au tiers pour les premières applications, puis pur.

Ce traitement détermine une cuisson assez vive, mais de courte durée.

Les croûtes qui se forment sont d'abord très adhérentes, puis se détachent par leur bords, lorsqu'elles reposent sur les tissus sains.

Alors, suspendre les applications d'acide ; les croûtes en tombant laissent une ulcération rose, de bon aspect, granuleuse.

Appliquer de nouveau l'acide acétique.

A la suite de ces applications, l'ulcération est réduite dans ses dimensions, et on obtient une cicatrice blanche, lisse, souple.

Ce traitement peut être fait par le malade lui-même et ne l'oblige pas à porter sur la partie malade une compresse ou un pansement gênant.

Brocq.

Épithélioma de la face. — Faire les pansements avec l'aristol.

L'effet est très rapide et très satisfaisant.

Quarante-huit heures après le raclage, des pertes de substance de 5 à 6 millimètres de large sont déjà comblées.

Au bout de vingt jours, la surface entière de l'épithélioma est presque complètement cicatrisée.

L'aristol n'est pas douloureux, ce qui doit le faire préférer au chlorate de potasse ; il n'a pas d'odeur et ne cause pas d'intoxication ; il irrite moins les tissus que l'iodoforme.

L'aristol n'exerce pas une action sélective sur le tissu épithéliomateux ; la poudre d'aristol est douée simplement de propriétés de cicatrisation remarquables, qui s'exercent avec leur maximum d'intensité sur les plaies consécutives au raclage méthodique.

ÉRUPTIONS MÉDICAMENTEUSES.

Féré.

Éruptions bromiques et boriques. — Tout en continuant l'usage du bromure de potassium et du borax, faire prendre chaque jour aux malades

4 grammes de naphtol β et 2 grammes de salicylate de bismuth.

Cette pratique de l'antisepsie intestinale a d'heureux résultats; par son influence curative sur les éruptions médicamenteuses, elle les empêche de devenir un obstacle au traitement.

La dose journalière de naphtol et de salicylate de bismuth est prescrite dès qu'apparaissent les accidents éruptifs. Elle est administrée en deux fois: les malades l'absorbent dans du pain azyme avant leurs repas, à onze heures du matin et à six heures du soir. Ils prennent le bromure de potassium ou le borax au moment de leur coucher. Dans un cas, l'agent antiseptique employé a été le bétol.

A l'antisepsie intestinale ont été associés les divers moyens employés d'ordinaire pour conjurer les accidents du bromisme : Bains, diurétiques, purgatifs, arsénicaux. Les bains notamment sont un complément très-utile de l'antisepsie intestinale au point de vue de la prophylaxie et du traitement des éruptions bromiques et boriques. Chaque malade prend régulièrement trois bains par mois, indépendamment de douches fréquentes.

Toutes ces pratiques, avantageuses quand elles sont jointes à l'antisepsie intestinale, ne suffisaient pas, avant l'emploi de celle-ci, à obtenir la disparition des phénomènes éruptifs.

Les résultats favorables n'ont été obtenus que du jour où l'antisepsie fut employée concurremment avec la pratique balnéaire répétée.

ÉRYSIPÈLE

Besnier.

Faire des lotions avec la solution suivante :

Salicylate de soude.........	20 à 40 grammes
Bicarbonate de soude.......	10 à 20 —
Eau bouillie...............	1000 —

On peut aussi appliquer les lotions au moyen de compresses.

Marc Sée.

Employer comme pansement le sous-nitrate de bismuth, qui est un préservatif, et qui de plus combat efficacement l'érysipèle déjà développé ; mettre le topique en poudre sur la solution de continuité, qui est le point de départ de la maladie.

Hayem.

Érysipèle à répétition. — Les badigeonnages phéniqués forts donnent de bons résultats et on peut même, par ce moyen, enrayer l'évolution de la maladie.

Constantin Paul.

Erysipèle de l'ombilic chez les nouveau-nés. — Appliquer sur la région ombilicale :

N° 1 Sublimé.............	0 gr. 05
Sulfate de chaux......	10 —
Vaseline.............	40 —

N° 2 Collodion élastique.

Hallopeau.

I. Traitement externe. — Prescrire la solution

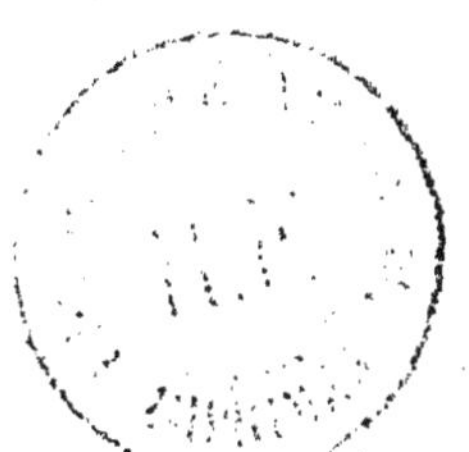

de salicylate de soude à 1 pour 20. En imbiber des compresses de toile composées de plusieurs doubles; étendre ce masque au delà des parties envahies, et le recouvrir d'un autre masque en taffetas gommé, pour empêcher l'évaporation.

Au bout de peu de temps, le gonflement et la tension de la peau s'affaissent : il ne reste qu'une rougeur indiquant la présence de l'érysipèle ; les paupières reprennent leur épaisseur normale et le malade ouvre les yeux dans l'espace de quelques heures.

La maladie se limite à la face et même quand l'éruption avait gagné le front, elle s'éteint et la rougeur s'arrête en décroissant, à la bordure du cuir chevelu.

Si elle envahit ce dernier, on ne constate point la douleur intolérable si redoutée autrefois. En tout cas, le fait est rare, et s'il se produit, le malade s'en ressent peu. Il n'y a pas de délire et la fièvre est insignifiante.

II. Traitement interne. — Débuter par un purgatif au calomel ; puis employer alternativement le sulfate de quinine et le salicylate de soude, (4 gr. en trois fois par 24 heures), à un jour d'intervalle l'un de l'autre.

III. Contre-indications. — Dyspnée, accidents cérébraux.

La guérison survient du 3e au 5e jour.

Talamon.

Érysipèle de la face. — 1° Employer une solution de sublimé dans l'éther à 1 p. 0/0;

2° Se servir d'un pulvérisateur à main, de petit modèle, mais possédant une pression suffisante ;

3° Tenir compte, au point de vue de la durée de chaque pulvérisation, de la force du jet pulvérisé; la durée doit être moindre avec l'appareil de Richardson qu'avec un petit pulvérisateur ordinaire;

4° Tenir compte aussi de la finesse de la peau du sujet, et tâcher d'apprécier la profondeur de l'infiltration dermique, d'après la résistance de la plaque, sa saillie au dessus du niveau de la peau saine, l'existence ou l'absence de bulles;

5° Ne pas craindre la vésication de la peau, la provoquer hardiment en prolongeant la pulvérisation, si la plaque est encore peu étendue;

6° Arroser simplement le centre de la plaque, pulvériser toujours plus longuement et plus largement sur la périphérie et en particulier sur le bourrelet saillant;

7° Pulvériser systématiquement sur tout le pourtour de la plaque, en empiétant d'un centimètre ou deux sur la peau saine; à ce niveau, il faut tracer comme une ligne vésicante pour arrêter l'extension de l'érysipèle;

8° Arroser seulement les paupières supérieures tuméfiées, mais pulvériser plus largement dans l'espace intersourcilier et sur le rebord orbitaire supérieur et externe, pour barrer le passage vers le cuir chevelu;

9° Recouvrir ensuite le visage de compresses trempées dans l'eau boriquée et maintenues humides par un renouvellement fréquent;

10° Une ou deux pulvérisations énergiques suffisent quand elles sont bien faites. Les autres doivent être plus courtes. On doit en tout cas se contenter d'arroser les parties déjà pulvérisées, et insister seulement sur les points de la périphérie où l'érysipèle paraît vouloir franchir la limite tracée;

11° Sur la nuque, sur le dos, sur le tronc et sur les membres, les pulvérisations doivent être beaucoup plus longues que sur la face;

12° Avertir les malades avant de commencer le traitement que les pulvérisations vont produire une cuisson assez pénible, mais pas plus douloureuse que la tension du derme par l'infiltration érysipélateuse; que le visage se gonflera; qu'il se formera des cloques et des croûtes, toutes conséquences d'ailleurs que l'érysipèle peut déterminer et détermine souvent par lui-même;

13° Ne pas chercher à détacher les croûtes avec les doigts; les laisser se détacher et tomber d'elles-mêmes sous des applications de compresses boriquées.

Brocq.

Administrer l'ichtyol à l'intérieur, en potion ou en pilules et à l'extérieur en pommade avec la vaseline comme excipient.

Se servir d'un irrigateur Eguisier d'un litre, rempli d'eau boriquée saturée tiède.

Appliquer aussi sur les régions envahies une pommade avec :

Acide phénique..................	3 grammes.
Glycérine......................	10 —
Jaunes d'œuf....................	n° 2

Burlureaux.

Erysipèle de la face. — Faire quatre fois par jour de grands lavages à l'aide de l'eau boriquée chaude, au niveau même de la porte d'entrée de l'infection, telle que la gorge et le nez.

Grâce à cette méthode, la maladie est moins longue, les phénomènes graves sont atténués.

Dans les cas d'hyperthermie ou de délire intense, employer les bains généraux froids ou progressivement refroidis.

Legendre.

Erysipèle de la face. — Le traitement par les pulvérisations de sublimé peut laisser sur la face une pigmentation bronzée tenace et désagréable.

Erysipèle chez les enfants. — Les onctions avec l'onguent napolitain, en ayant soin de dépasser les bords rouges, paraissent arrêter l'érysipèle chez les enfants.

Les enveloppements avec une solution de salicylate de soude à 20 0/0 ont également bien réussi.

Erysipèle du cuir chevelu. — Dans l'érysipèle du cuir chevelu avec excitation cérébrale, bains généraux.

Alex. Renault.

Il faut être sobre dans l'application du sublimé, qui détermine une dermite violente : on ne doit employer ce médicament qu'avec prudence et en surveillant bien le malade.

Sevestre.

L'érysipèle est contagieux autrement que la rougeole. Le plus souvent le germe est porté par une main infectée, l'antisepsie est donc nécessaire.

Employer la pommade au salol, ou, dans les cas très graves, les bains de borate de soude.

Gérin-Roze.

Érysipèle de la face. — Les pulvérisations de sublimé, faites deux fois par jour, donnent de bons résultats.

Rendu.

I. Traitement local. — Employer les compresses trempées dans la solution d'acide borique, de sublimé.

II. Traitement général. — Administrer la quinine, les bains froids, lorsqu'il existe des phénomènes nerveux intenses.

Gaillard.

I. Traitement interne. — Sulfate de quinine, salicylate de soude, et surtout alcool à haute dose.

II. Traitement local. — Vaseline et glace en applications continues.

Bains froids, dans les cas graves avec hyperthermie.

ÉRYTHÈME.

Emile Vidal.

Érythème noueux des enfants — I. Traitement interne. — Salicylate de soude.

II. Traitement externe. — Lotions avec :

Chlorure d'ammonium................	50 gr.
Eau..................................	1 litre.

E. Besnier.

Érythème induré des membres inférieurs. —

Le meilleur traitement consiste dans le repos au lit, l'élévation des membres pour faciliter la circulation et des applications de décoction de feuilles de noyer ou de feuilles d'eucalyptus.

Lorsque la période irritative a disparu, remplacer ces applications par de la compression et on arrive à la guérison.

Mais la récidive se reproduit vite et il est utile alors que le malade porte des bas élastiques.

Érythème des fesses chez les enfants. — Prescrire :

N° 1 Talc	}	āā 50 gr.
Oxyde de zinc	}	
N° 2 Acide borique		1 à 2 —
Poudre d'amidon		10 —

Quinquaud.

Erythème centrifuge symétrique. — Scarifications.

Brocq.

Erythème centrifuge symétrique. — Application d'emplâtre au savon noir pendant la nuit, et de pommade résorcinée pendant le jour.

Alex. Renault.

Erythème vaccino-syphiloïde chez les enfants.

I. Traitement local. — Soins minutieux de propreté, lotions boriquées, suivies de pansements secs avec la poudre de bismuth, l'oxyde de zinc, le salol et même l'iodoforme.

II. Traitement interne. — Traiter la diarrhée, quand il y en a.

Comby.

Erythème noueux des enfants. — Sulfate de quinine, à la dose de 25 centigrammes par jour, pendant la période fébrile.

Liniment calmant (baume tranquille) et ouate, autour des parties malades.

Repos au lit, purgatif à deux ou trois reprises.

Pendant la convalescence, huile de foie de morue, sirop d'iodure de fer, sirop iodotannique.

FAVUS.

Hardy

Pommade avec :

Camphre.....................	1	gramme.
Soufre....................	2 ou 3	—
Axonge......................	30	—

E. Besnier.

1° Faire couper les cheveux ras aux ciseaux ; le rasoir a l'inconvénient de faire des inoculations.

2° Épiler les cheveux sains autour des plaques, pour arrêter l'extension du champignon.

3° Le matin, lavage à l'eau de savon. Le soir, vaseline boriquée.

Faire des savonnages fréquents et enduire la tête d'un corps gras.

Quinquaud.

Favus du cuir chevelu ou teigne faveuse. —

1° Couper les cheveux ras avec des ciseaux.

2° Racler avec une curette pour enlever le champignon infectieux.

3° Enduire la tête d'axonge et appliquer par dessus, pendant une nuit, un cataplasme recouvert de taffetas gommé.

4° Le lendemain matin, faire un savonnage au savon noir.

5° Faire des lotions avec :

Bichlorure de mercure............	1 gr.
Biiodure de mercure.............	0 — 15
Alcool........................	35 —
Eau..........................	250 —

6° Au bout de 3 ou 4 jours, épiler.

Pratiquer l'épilation par séances d'une demi-heure, précédées au besoin d'applications cocaïnées (pour anesthésier le cuir chevelu) et suivies de lotions boriquées ou sublimées, n'arracher jamais plus de deux ou trois cheveux à la fois.

Recommencer l'épilation toutes les quatre ou cinq semaines en la limitant de plus en plus, à mesure que l'affection s'améliore.

7° Racler de nouveau avec la curette.

8° Mettre en permanence l'emplâtre suivant:

Biiodure de mercure.................	0 gr. 15
Bichlorure de mercure...............	1 —
Emplâtre simple.....................	250 —

Brocq.

Si le sujet est scrofuleux et débilité, modifier l'état général par les amers, huile de foie de morue, sirop d'iodure de fer, par les bains sulfureux, etc.

Favus de la tête. — Nettoyer la tête, couper les cheveux ras aux ciseaux, puis ramollir les croûtes avec la glycérine, l'huile d'amandes douces, d'olives, de ricin, de foie de morue pure ou additionnée d'acide phénique ou d'acide salicylique, etc.

Si les croûtes sont très épaisses, appliquer les corps gras et mettre la calotte de caoutchouc, pendant la nuit. Le lendemain matin, savonner avec de la décoction de bois de Panama et du savon noir, afin d'enlever les débris qui encombrent la tête.

On peut aussi faire des frictions avec :

Huile de cade....................	5	grammes.
Glycérolé........................	30	—
Savon noir	2 à 3	—

Appliquer ensuite des cataplasmes mous et enfin savonner au savon noir.

Lorsqu'on a bien nettoyé la tête, épiler.

Si le favus est limité, se contenter d'une épilation portant sur les régions malades. Dépasser de 2 centimètres la zone des cheveux même suspects.

Dans la majorité des cas, épiler tout le cuir chevelu, en plusieurs séances.

Faire des applications parasiticides avec le sublimé (300e ou 500e), la pommade au turbith au 30e ou la pommade de Hardy.

Si les frictions parasiticides donnent lieu à trop d'inflammation, les remplacer par des cataplasmes de fécule et des lotions émollientes, ou par des applications de cold cream, etc.

Au bout de quatre à six semaines, pratiquer une seconde épilation et recommencer aussi souvent que les cheveux sont encore malades.

D'ordinaire, les épilations sont de moins en moins étendues, parce que l'affection se limite. La rougeur du cuir chevelu et la desquamation diminuent; les poils ne présentent plus de parasites sous le champ du microscope.

La durée du traitement varie de dix mois à deux ou trois ans. Pour certifier la guérison d'un favique, le soumettre à une surveillance de trois ou quatre mois, même après la disparition du parasite.

Favus du corps. — Ramollir les godets par des applications savonneuses :

N° 1.	Axonge..................... Savon noir ou soufre..........	à à 20 gr.
N° 2.	Huile de cade................ Savon noir..................	à à 20 gr.

Ensuite savonner énergiquement les godets et les badigeonner avec de la teinture d'iode.

Favus des ongles. — Enlever l'ongle malade et envelopper le doigt avec des compresses trempées dans la solution de sublimé.

On a employé des moyens plus doux : enlever toutes les parties jaunâtres par le grattage et appliquer ensuite des emplâtres hydrargyriques.

FOLLICULITE ET PÉRIFOLLICULITE

Quinquaud.

Folliculite et périfolliculite décalvantes. — 1° Nettoyer le cuir chevelu avec l'eau savonneuse.

2° Tous les dix jours, badigeonner le voisinage des plaques avec la teinture d'iode.

3° Tous les matins, lotionner les plaques avec :

Bichlorure de mercure.......	0 gr. 15
Biiodure de mercure........	1 —
Alcool à 90°................	60 —
Eau........................	500 —

Folliculite conglomérée trichophytique. — Le traitement qui parait le mieux réussir, consiste en applications, pendant la période d'évolution, de cataplasmes de fécule préparés avec de l'eau de guimauve saturée d'acide borique.

Pendant la période d'état, on fera des pulvérisations trois fois par jour, non seulement sur les parties malades, mais encore autour de ces parties avec une solution de sublimé de 1/1000.

On pourra y ajouter quelques douches de vapeur boriquée.

On maintiendra sur les parties enflammées un pansement par occlusion, formé par des compresses de tarlatane imbibées de liqueur de Van Swieten et recouvertes de taffetas gommé, le tout maintenu par une bande exerçant une légère compression.

Les poils malades sont arrachés avec soin, les autres coupés au ras de la peau avec de petits ciseaux courbes.

L'élément parasitaire jouant un rôle capital, on le combattra par l'emplâtre mixte :

Biiodure de mercure..............	0 gr. 15
Bichlorure de mercure............	1 —
Emplâtre diachylon...............	250 —

A l'aide de cet emplâtre, qui est un excellent isolant, on empêchera la dissémination du trichophyton et on le maintiendra en contact permanent avec les parasiticides.

FURONCLES.

Polaillon.

Les pulvérisations d'acide phénique ne sont pas capables de guérir toujours tous les furoncles ; elles ne sont bonnes qu'au début et elles ne peuvent faire avorter que les furoncles peu volumineux ; dès que la suppuration arrive, il faut avoir recours à d'autres traitements plus énergiques et détruire le bourbillon.

Pour cela on a :

D'abord le *bistouri*, que je trouve mauvais à cause des germes qu'il peut faire pénétrer dans la plaie;

Puis la *cautérisation au fer rouge*, que je préfère au thermocautère, à cause de son plus grand calorique et de son rayonnement très marqué, tandis que le thermocautère ne rayonne pas du tout et n'est bon que pour les plus petites incisions ;

Enfin les *caustiques chimiques*, qui donnent les meilleurs résultats : ils stérilisent le bourbillon en le transformant en une eschare qui s'élimine rapidement.

J'emploie de préférence le *chlorure de zinc*. S'il a l'inconvénient de faire souffrir pendant deux ou trois heures, il présente l'avantage d'agir très rapidement, en provoquant dès le lendemain de son application l'élimination de l'eschare. La cicatrisation se fait ensuite très bien.

Burlureaux.

Inciser le furoncle et, le tourbillon sorti, remplir la cavité avec la poudre suivante :

Chaux vive....................	aa
Carbonate de soude............	
Alun..........................	

La puissance bactéricide du mélange est extrêmement plus considérable que l'action isolée de chacun des composants. La cicatrisation du furoncle s'opère avec une rapidité peu commune et, en tuant sur place tous les microcoques pathogènes, on garantit le malade contre les invasions ultérieures.

GALE.

Hardy.

Le traitement, connu sous le nom de *frotte*, demande deux heures et donne une proportion de 59 guérisons pour 60 cas.

Il consiste dans l'emploi combiné des bains, des frictions au savon pour ramollir l'épiderme et faciliter le contact des parasiticides avec les acares, et des frictions énergiques avec une pommade sulfureuse :

Fleur de Soufre......................	16 gr.
Sous-carbonate de potasse...........	8 —
Vaseline.............................	100 —

L'irritation vive que ce traitement détermine sur les téguments est assez souvent suivie d'éruptions eczématiformes, qui nécessitent l'emploi des bains d'amidon.

Alfred Fournier.

Il est possible de guérir la gale en une heure et demie, en appliquant le traitement connu sous le nom vulgaire de « frotte ».

La frotte se fait en trois stades.

Dans la première demi-heure, le malade est frotté sur tout le corps avec du savon noir.

Pendant la deuxième demi-heure, le galeux entre

dans le bain et continue à se frictionner avec du savon noir.

En sortant du bain, il se frotte avec une pommade sulfo-alcaline, qu'il garde jusqu'au lendemain.

Grâce à ces différentes frictions, on guérit rapidement des milliers de galeux.

Mais la frotte est mauvaise :

1° Pour les adultes, toutes les fois qu'il y a une grande inflammation de la peau avec eczéma, lymphangites, furoncles ;

2° Pour les enfants, surtout pour les enfants à la mamelle, parce que la frotte détermine chez eux des dermites eczémateuses profuses.

La pommade d'Helmerich, dont on fait usage dans la frotte, a le même inconvénient que le savon noir sur la peau.

Il est donc bon d'agir moins brutalement sur des clients à peau délicate.

Se servir de savon ordinaire ou même de poudre de savon, qui irrite moins la peau que le savon noir.

Ou bien se servir de la solution suivante :

Glycérine		200 gr.
Gomme adragante		1 —
Fleur de soufre		100 —
Sous-carbonate de potasse		35 —
Huile de lavande	ãã	1 — 50
— de menthe	ãã	1 — 50
— de caryophyllée	ãã	1 — 50
— de cinnamome	ãã	1 — 50

Il n'est pas nécessaire de laisser la pommade sur la peau jusqu'au lendemain.

Après la friction d'une demi-heure avec la solution

précédente, faire rentrer le malade dans son bain.

Quand il en sort, couvrir la peau de poudre d'amidon.

Débarrasser des acares les vêtements, les draps, etc.; le séjour des vêtements dans une étuve à 100 degrés tue les parasites.

Chez l'adulte, qui a des éruptions très développées, combattre l'inflammation de la peau, à l'aide de bains émollients, de cataplasmes de fécule, de l'enveloppement au caoutchouc, de pansements au liniment oléo-calcaire. Après quelques jours, recourir à la frotte.

Pour l'enfant, donner d'abord des bains et employer les mêmes moyens que ci-dessus pour combattre les phénomènes inflammatoires; puis faire quelques frictions savonneuses, suivies de bains; enfin, après trois ou quatre jours, faire deux onctions par jour avec la pommade suivante :

Styrax...........................	2 parties.
Huile d'olives.....................	1 —

D'une façon générale, soigner le galeux après la frotte. Donner des bains prolongés et prescrire l'usage de la poudre d'amidon. Chaque jour, faire des onctions sur tout le corps avec du glycérolé d'amidon.

Besnier.

Voici un traitement qui convient surtout dans la clientèle et non à l'hopital.

1° Lotions savonneuses sur la totalité du corps, pendant 15 à 20 minutes.

2° Frictionner avec de l'eau chaude, du savon vert et une brosse, sur les points où il y a des lésions de gale.

Immédiatement après, bain tiède, savonneux, dans lequel on continue les frictions.

3° Application, avec la brosse ou par frictions, de la pommade de Bourguignon ; elle est ainsi composée :

Essence de lavande	àà 2 grammes
Essence de girofle....................	
Essence de cannelle................	
Gomme adragante..................	4 —
Carbonate de potasse	30 —
Fleur de soufre......................	80 —
Glycérine..............................	180 —

M. S. A.

Laisser cette pommade en contact avec la peau pendant vingt quatre heures, durant lesquelles le galeux revêt du linge propre et fait procéder à la désinfection de ses hardes.

4° Bain de propreté.

Quand il faut ménager la peau ou quand les frictions produisent une irritation fâcheuse, faire sur tout le corps une onction avec :

Salol............................	5 gr.
Huile d'amandes douces.........	95 —

L'huile salolée ne rancit pas et de plus paraît jouir d'un pouvoir antiseptique réel.

Appliquer ensuite sur la peau huilée, de la fleur de soufre et opérer une friction légère sur toute la surface du corps.

Faire cette friction, le soir, avant de se mettre au lit, et la renouveler ainsi plusieurs jours de suite.

Ce procédé, qui trouve un emploi avantageux lorsque les lésions de la peau sont assez étendues pour qu'on ait lieu de craindre l'irritation produite par la friction brutale, n'a pas la rapidité ni la sûreté d'action de l'antique friction sulfo-alcaline.

Chez les *femmes enceintes*, le traitement habituel ayant des inconvénients, prescrire :

Naphtol β..................	5 à 10 gr.
Vaseline	100 —
Essence de menthe...........	Q. S.
Ether sulfurique.............	Q. S. pour dissoudre

F. S. A.

En frictions quotidiennes, durant une semaine. Bain amidonné, tous les deux jours.

Quinquaud.

Dans l'immense majorité des cas, le traitement employé est celui qui a été préconisé par Helmerich, dont la pommade a été plus ou moins modifiée.

Parmi ces modifications, celle de Bourguignon, quoiqu'un peu complexe, a l'avantage d'être bien aromatisée.

Cette pommade doit être laissée en contact avec la peau pendant vingt-quatre heures, durant lesquelles le malade revêt du linge propre et fait procéder à la désinfection de ses habits. Ensuite il doit prendre un bain de propreté.

Lorsqu'il existe des éruptions cutanées et que les pommades irritantes sont contre-indiquées, employer les pommades au styrax ou au naphtol, mais alors continuer les frictions au moins pendant quinze jours.

Vaseline.........................	100 grammes
Onguent styrax..................	20 —
Baume du Pérou.................	5 —

On peut substituer le naphtol dans les mêmes proportions.

Pour les *enfants à la mamelle*, et dans le cas d'éruptions cutanées, on peut employer, au lieu de la pommade de Bourguignon, les préparations au styrax.

Nº 1	Huile de camomille............	100	grammes
	Onguent styrax pur............	20	—
	Essence de menthe............	3	—
Nº 2	Huile d'olives..................	60	grammes.
	Onguent styrax	25	—
	Baume du Pérou	5	—

F. S. A. Cette préparation est moins irritante.

Nº 3	Vaseline.......................	100	grammes.
	Onguent styrax...............	20	—

F. S. A.

Nº 4	Vaseline.......................	100	grammes.
	Baume du Pérou...............	5	—

F. S. A.

Descroizilles.

Faire des lotions avec :

Chlorure de chaux....................	20 gr.
Eau....................................	1 litre.

Constantin Paul.

Savon de pétrole.

Pétrole..............................	50 gr.
Cire..............................	40 —
Alcool..............................	50 —
Savon de Marseille..................	100 —

Chauffer les trois premières substances au bain-marie dans un matras, et, lorsque la fusion est complète, ajouter le savon par portions. Lorsqu'il est dissous, retirer le matras, agiter pendant le refroidissement, et couler dans des moules la masse arrivée à consistance simple. Cette préparation renferme le quart de son poids en pétrole, elle se mêle aisément à l'eau et celle-ci l'enlève facilement à son tour.

Faire sur tout le corps trois ou quatre frictions par jour, répétées pendant deux jours.

Ce savon n'est pas irritant, et, chez les sujets à peau fine, il procure la guérison d'une façon moins brutale que le procédé *de la frotte.*

Brocq.

Savonnage complet avec du savon de violette ;

Bain immédiatement après ;

Frictions énergiques avec la pommade d'Alf. Fournier ;

Second bain ;

Changer de linge ;

Les jours suivants, un bain d'amidon.

Dans le cas contraire, si ce traitement ne suffit pas, le recommencer deux ou trois fois à 48 heures de distance.

Applications biquotidiennes d'onguent styrax, étendu de deux parties d'huile d'olives.

GLOSSITE EXFOLIATRICE MARGINÉE OU ECZÉMA DE LA LANGUE

E. Besnier

Certaines lésions de la langue, caractérisées par une desquamation de la muqueuse, formant des placards plus ou moins arrondis, peuvent être considérées comme étant de l'eczéma. Ces lésions peuvent être traitées par les pommades, comme des lésions cutanées.

Faire la prescription suivante :

Chlorhydrate de cocaïne.........	0 gr. 05 centigr.
Baume du Pérou................	1 —
Acide borique en poudre........	1 —
Vaseline......................	40 —

Mêlez. Usage externe. Appliquer cette pommade deux fois par jour, au moyen d'un pinceau, sur les parties malades.

GOMMES

Alfred Fournier

Gommes du voile du palais. — I. Traitement général. — Aussitôt que possible, et sans hésitations, donner l'iodure de potassium à doses massives, 4 grammes dès le premier jour et augmenter de 1 gramme par jour, jusqu'à 8 à 10 gr.

Pendant la période de crudité, gargarismes émollients.

II. Traitement local. — Si la gomme est ouverte :

1° Badigeonner les ulcérations avec de la teinture

d'iode. Employer un pinceau à aquarelle, qu'on passera 2 à 3 fois sur l'ulcération. 2 à 3 fois par jour.

2° Gargarismes émollients, pour nettoyer.

3° Gargarismes pour modifier, avec :

Iodure de potassium........	2 à 4 grammes
Teinture d'iode.............	4 —
Eau.......................	250 —

Dix fois par jour.

4° Pulvérisations avec ces mêmes liquides.

Si l'ulcération est détergée, suspendre le traitement.

Toucher au nitrate d'argent, tous les 4 ou 5 jours.

E. Besnier

Gommes scrofuleuses. — Avant que la tumeur soit ouverte, injections avec :

Iodoforme..................	1 à 2 gr.
Ether......................	10 —

GOUTTE MILITAIRE.

Félix Guyon.

Le meilleur agent est le nitrate d'argent en instillations ou bien en attouchements, tous les quatre ou cinq jours, en s'aidant de l'urétroscope.

Quand l'urétrite occupe la région postérieure, le seul traitement est la méthode des instillations.

Horteloup.

Avant de commencer le traitement direct, imposer d'abord un traitement préparatoire, pour le quel il faut demander autant de semaines que l'écoulement a duré de mois.

Ce traitement préparatoire consiste en reconstituants : décoction de quinquina, noix vomique, gouttes amères de Baumé, huile de foie de morue, iodure de fer, café noir léger avec vingt gouttes de teinture d'iode iodurée, frictions sèches, bains sulfureux, bains avec eaux-mères de Salies-de-Béarn, séjour à la campagne ou changement de climat.

Comme alimentation, peu de choses à proscrire, sauf les truffes, les épices, les pickles.

Comme boissons, éviter la bière, le champagne, le cognac, qui font durer indéfiniment l'irritation; une certaine tolérance est permise pour le café.

De même pour le coït, bien que l'abstinence complète soit préférable, il vaut mieux le tolérer dans une certaine mesure et même le prescrire à jour fixe. On a plus de chance d'être obéi par le malade.

Il est bon aussi de prescrire pour l'écoulement quelque chose d'insignifiant, mais qui engagera le sujet à ne pas faire d'imprudence, comme par exemple deux verres par jour d'eau de goudron, de graine de lin, préparée à froid, ou encore deux verres d'eau d'Evian ou de Contrexéville.

Une fois ce traitement préparatoire suivi pendant un temps plus ou moins long, il faut lutter contre la diminution du calibre due aux infiltrants sous-muqueux.

Donner la préférence à la dilatation.

Pour pratiquer cette dilatation, il sera bon de se servir de pommades ou d'autres topiques qui agiront déjà sur le canal. Une bonne formule est elle de la pommade allemande :

Lanoline	95 gr.
Huile d'olives	5 —
Iodure de potassium	5 —
Iode métallique	0 — 50

On plonge des bougies dans ces onguents liquéfiés, puis on les retire et on les laisse sécher à la température de la chambre. On graisse ensuite les bougies ainsi enduites et on les introduit dans l'urètre dont la chaleur fait fondre l'onguent qui agit sur les parois. Ces pommades doivent être employées avec précaution, car elles peuvent irriter facilement.

Le retrécissement guéri, on reste en présence d'un écoulement chronique plus ou moins abondant.

S'il est abondant, (forme catarrhale), employer les injections : celle de Barkley-Hills :

Permanganate de zinc	0 gr. 05
Eau distillée	250 —

ou bien celle de Ricord :

Eau distillée	250 gr.
Sulfate de zinc	1 —
Acétate de plomb	2 —
Laudanum de Sydenham..	ãã 3 —
Teinture de cachou.......	ãã 3 —

ou d'autres encore, au nitrate d'argent, au perchlorure de fer, au tannin, etc.

Sous l'influence de ces injections, l'écoulement se tarit, mais il reste encore des foyers circonscrits, sous forme de plaques granuleuses isolées, c'est la forme sèche de l'urétrite chronique.

HERPÈS.

Alfred Fournier.

Saupoudrer avec :

Sous-nitrate de bismuth.....	4 gr.
Calomel..................... }	āā 1 —
Oxyde de zinc............... }	

Herpès vacciniforme. — Cette lésion, peu importante quand elle est soignée de bonne heure, nécessite une propreté extrême, un pansement méthodique, des lotions antiseptiques avec la solution boriquée ou la liqueur de Labarraque ; puis, après un essuyage soigné, l'application de poudres isolantes (bismuth, oxyde de zinc, salol, quelquefois iodoforme) recouvertes d'un pansement bien imperméable pour protéger les surfaces de toute espèce de souillure.

Ce pansement doit être renouvelé plusieurs fois par jour.

Si on ne réussit pas de cette manière, on peut avoir recours à l'iodoforme qui donne généralement de bons résultats.

Herpès gestationis. — Au début, dans la période éréthique de l'affection, ce qui fait le mieux, c'est l'emploi du topique gras (axonge fraîche, vaseline simple ou boriquée, glycérolé d'amidon, liniment oléo-calcaire). Par dessus, un pansement avec une couche de ouate maintenue par un bandage approprié.

Au contraire, à une époque ultérieure, les malades se trouvent mieux du pansement sec avec poudre d'amidon, bismuth et surtout poudre de talc, qui est à la fois plus douce et plus adhérente.

On peut avoir recours aussi, pour modérer le prurit, aux lotions dites antiprurigineuses, à l'acide phénique, au sublimé, au chloral, etc.

Des bains émollients (bains d'amidon, de son, de gélatine) complètent l'ensemble de la médication.

Alf. Hardy.

Onctions avec :

Soufre précipité	4 gr.
Camphre	1 —
Axonge	30 —

E. Besnier.

Herpès génital. — 1° Si l'*herpès génital est sec*, onctions quotidiennes avec la vaseline ou l'onguent diachylon lanoliné :

Emplâtre plombagine simple. / Lanoline	ãã 25 grammes.
Axonge	5 —

Ce topique a l'avantage de rester plus longtemps sur la peau et de maintenir son élasticité.

Prescrire aussi le cérat lanoliné de Stern :

Lanoline / Cérat jaune	ãã 25 grammes.
Huile d'olives	10 —

F. S. A. à une douce chaleur.

2° Si l'*herpès génital est humide*, laver matin et soir les parties malades avec de l'eau de guimauve boriquée :

Acide borique en poudre	1 cuillerée à soupe
Eau de guimauve	1 litre

Enduire avec le liniment oléo-calcaire ou avec la pommade à l'oxyde de zinc.

Poudrer avec la poudre d'oxyde de zinc, de sous-nitrate de bismuth.

Voici la meilleure :

Amidon finement pulvérisé........	100	grammes.
Nitrate de bismuth..............	1	—
Tannin..........................	5	—

Couvrir les parties malades d'un linge fin.

Traiter les *ulcérations*, même consécutives à l'herpès, par des pansements astringents, mais amais par les cautérisations.

Du Castel.

Mettez l'érosion herpétique à l'abri des causes d'irritation ; elle disparaîtra en quelques jours.

Le retour des poussées d'herpès récidivant est difficile à prévenir : prescrire l'emploi de l'arsenic, et surtout une saison aux eaux d'Uriage.

Brocq.

Herpès circiné ou trichophytie cutanée. — Badigeonnage avec la teinture d'iode, une fois par jour, pendant trois jours.

Attendre 2 ou 3 jours.

Faire un 4e et dernier badigeonnage.

Herpès génital discret. — Prescrire les pansements bi-quotidiens suivants :

1° Lotion avec l'eau blanche coupée d'eau, l'eau de Labarraque, le vin aromatique très étendu ; une décoction astringente de roses ou de ratanhia ; ou bien une solution boriquée préparée avec l'eau pure ou la décoction de feuilles de noyer.

2° Immédiatement après, appliquer :

Oxyde de zinc.............	} àà	1 gramme.
Calomel....................		
Sous-nitrate de bismuth.....		3 —

Ou bien : la poudre d'oxyde de zinc, la poudre de carbonate de bismuth, le talc boriqué.

S'il y a de l'irritation, faire précéder l'application de la poudre par une onction avec la vaseline, la pommade à l'oxyde de zinc ou le cérat lanoliné.

Herpès génital confluent. — 1° Au début, topiques émollients, cataplasmes de fécule à l'eau boriquée, lotions de décoction de têtes de pavot boriquée, bains de siège ;

2° Onctions avec la vaseline, l'axonge fraîche, le cold-cream ou bien application d'une poudre inerte, suivant la tolérance des malades ;

3° Quand celle-ci est établie : onctions avec l'onguent diachylon lanoliné, la pommade à l'oxyde de zinc et au sous-nitrate de bismuth, boriquée ou non.

Herpès génital récidivant. — I. Traitement local. — 1° Cautérisations avec les solutions de nitrate d'argent titrées à 30, 20 ou 10 p. 100, ou avec le crayon de nitrate d'argent ;

2° Lotions astringentes avec les solutions de sulfate de cuivre, de zinc ou de sublimé ;

3° Applications de poudres sèches et de ouate ;

II. Traitement général. — Eaux de Saint-Gervais et de Luchon.

H. Foulard.

Herpès génital. — I. Traitement local. — Dans le cas d'herpès génital discret, lotions avec de l'eau blanche très affaiblie, de l'eau vinaigrée, du vin aromatique.

Saupoudrer les petites ulcérations avec de la poudre de bismuth, du talc, de l'amidon.

Si les ulcérations tendent à persister, on les touche soit avec une solution très faible, contenant :

Nitrate d'argent............	4 à 8 décigrammes.
Eau......................	20 grammes.

Soit avec une pommade renfermant :

Nitrate d'argent............	4 à 8 décigrammes.
Vaseline..................	20 grammes.

Dans le but de prévenir les récidives, on interpose entre le gland et le prépuce de la charpie sèche ou imbibée de substances toniques et astringentes.

II. Traitement général. — Dans les cas d'herpès idiopathique, administrer un vomitif ou un éméto-cathartique.

III. Régime. — Alimentation non excitante, abstinence d'alcool, cure aux eaux d'Uriage.

HYPÉRHIDROSES LOCALISÉES EN GÉNÉRAL ET HYPERHIDROSE PLANTAIRE.

Qunquaud.

Pommades à la litharge (1/10) ou à l'oxyde de fer (1/10).

Brocq.

Savonnages deux fois par jour ;

Lotions astringentes avec une infusion de feuilles de noyer additionnée d'alun ou de borax.

1. *Le Naphtol* est préconisé par Kaposi, qui fait deux fois par jour des lotions avec un mélange de naphtol, de glycérine et d'alcool dans les proportions suivantes :

Naphtol.....................	5 parties
Glycérine.....................	10 —
Alcool.....................	100 —

Puis saupoudrer avec de l'amidon pur ou mélangé au naphtol, en ayant soin d'interposer entre les orteils des tampons de ouate imprégnés de cette poudre.

Naphtol.....................	2 parties
Amidon.....................	180 —

2. *Le permanganate de potasse.* On peut se servir de semelles de papier à filtrer, de toile, de calicot, de liège (et de tourbe), trempées préalablement dans le mélange suivant, puis séchées :

Permanganate de potasse........	1 gram.
Eau distillée.....................	100 —
Thymol.....................	30 centig.

Ces semelles sont remplacées tous les jours.

On peut aussi badigeonner avec une solution de :

Permanganate de potasse........	1 à 5 parties
Eau.....................	500 —

Ou bien porter des chaussettes que l'on change tous les jours et dont on saupoudre l'intérieur tous les matins, avec une des poudres suivantes :

N° 1	Talc.....................	40 grammes.
	Sous-nitrate de bismuth.......	15 —
	Permanganate de potasse......	3 —
	Salicylate de soude...........	2 —
	Poudre de riz................	60 —

N° 2 Talc	5	gr.
Sous nitrate de bismuth	25	—
Permanganate de potasse	10	—

3. *L'acide salicylique et ses composés.* On a recommandé les bains de pieds, simples ou astringents, suivis de lotions, avec l'alcool, ou un des mélanges ci-après :

Sulfate de quinine	5	parties
Alcool	100	—
Tannin	1 à 3	—
Alcool à 50° ou Eau	250	—

On saupoudrera ensuite avec :

Acide salicylique	3	parties
Amidon	10	—
Talc pulvérisé	87	—
Alun pulvérisé	45	—

Ou bien avec des poudres d'amidon, de lycopode, de craie, d'oxyde de zinc, de magnésie, de carbonate de plomb, contenant 1/15e d'acide salicylique.

4. *Le perchlorure de fer :* pendant deux jours, bains froids avec de l'eau de feuilles de noyer ; le 3e jour, badigeonnage avec :

Glycérine	10	grammes.
Perchlorure de fer	30	—
Essence de bergamote	20	gouttes.

5. *L'acide phénique,* sous forme de savon.

6. *L'atropine* et les préparations de belladone, pures ou associées à la liqueur de Van Swieten.

7. La préparation suivante :

Eau de Cologne	120	grammes
Teinture de belladone	25	—

De 2 à 3 frictions par jour.

ICHTYOSE.

Alfred Fournier.

Deux fois par jour, lotions avec :

Eau	1 litre.
Glycérine parfumée	100 gr.

Laillor.

Débarrasser la peau de ses squames, à l'aide de bains simples, seuls, ou alternant avec des bains alcalins, que l'on répète chaque jour, ou tout au moins deux fois par semaine. Faire suivre les bains de frictions avec un linge sec et d'un léger massage.

Onctions avec :

Hydrolat de laurier-cerise	4 grammes.
Glycérolé d'amidon	100 —

Mêlez. Faire d'abord deux onctions par jour avec ce glycérolé.

Plus tard, n'en faire qu'une par jour ; lorsque la peau a repris son apparence normale, et qu'il ne s'agit que de lui conserver sa souplesse, se contenter d'une onction par semaine.

La peau est débarrassée de la presque totalité des squames dans l'espace de deux à trois semaines.

Descroizilles.

Chez les enfants, bains de savon, de son, d'amidon, de vapeur.

Onctions avec :

Amidon	10 gr.
Glycérine	30 à 40 —

Frictions avec :

nº 1	Goudron	1 à 2 gr.
	Vaseline	10 —
nº 2	Huile de cade	ãã 20 gr.
	Huile d'amandes douces	

Brocq.

Bains d'amidon ou de glycérine prolongés pendant 1 à 3 heures.

Pendant la nuit, applications de glycérole tartrique 1/20.

Si les lésions sont très marquées, se savonner dans le bain avec du savon noir, et remplacer le glycérolé tartrique par la pommade suivante :

Lanoline	ãã 50 gr.
Glycérine	
Soufre précipité	5 —
Acide salicylique	1 à 2 —

ICTÈRE SYPHILITIQUE.

Rendu.

Traitement mixte anti-syphilitique (mercure et iodure de potassium). Laxatifs légers.

IMPÉTIGO.

Hardy.

I. Traitement général. — Il peut être indiqué par l'état constitutionnel du sujet.

II. Traitement local. — N'employer les cataplasmes qu'au début du traitement, et dans le but de faire tomber les croûtes; employer exclusivement les cataplasmes à la poudre de farine de lin déshuilée, ou mieux les cataplasmes de fécule de pommes de terre, préparées avec de l'eau boriquée (une cuillerée à café de poudre d'acide borique pour un verre d'eau).

Sur le cuir chevelu, après avoir coupé les cheveux courts, faire tomber les croûtes par l'emploi du bonnet de caoutchouc, sous lequel il sera bon de placer des compresses ou de la tarlatane imbibée d'une solution boriquée à 4 p. 100.

Une fois les croûtes tombées, pour empêcher leur reproduction, appliquer matin et soir une pommade antiseptique :

Vaseline blanche..............	50 grammes.
Acide borique.................	5 —

ou une pommade absorbante :

Cold-cream....................	40 grammes.
Oxyde de zinc.................	2 —

E. Vidal.

Combattre l'inflammation avec des émollients et appliquer un emplâtre :

N° 1	Précipité jaune.................	0 gr.50 à 1 gr.
	Huile de cade...................	1 gr. à 3 —
	Cérat sans eau..................	20 —
N° 2	Tannin	2 gr.
	Calomel.........................	1 —
	Glycérolé d'amidon..............	30 —

Impétigo scrofuleux. — Pratiquer des scarifications, suivies de l'application de pommade boriquée, ou bien appliquer en petits morceaux l'emplâtre suivant :

Emplâtre diachylon.............	20 gr.
Minium.......................	2 — 50.
Cinabre......................	1 —

Renouveler l'emplâtre tous les jours, en faisant précéder chaque pansement d'une lotion avec une solution d'alcool camphré.

E. Besnier.

Onguent de Vigo.............	5 grammes.
Acide borique...............	1 —
Vaseline....................	30 —

Étendre cette pommade, sur un linge fin, et l'appliquer, en forme d'emplâtre, sur la surface malade, après la résolution de toute inflammation.

Impétigo chez les enfants. — Il masque souvent les lésions de la gale et lorsque surtout on le voit coïncider avec des démangeaisons, il faut toujours penser à cette dernière affection.

Le traitement de la gale pourrait amener en pareil cas des accidents par une trop grande irritation de la peau et il est nécessaire de soigner tout d'abord l'impétigo.

Prescrire : Bains d'amidon, et cataplasmes de fécule sur les parties irritées, puis pansements des mains avec :

Acide borique.................	5 gr.
Naphtol β.....................	1 —
Vaseline......................	100 —

Lorsque l'irritation de la peau sera calmée, pratiquer le traitement complet de la gale.

Hallopeau.

Impetigo des lèvres. — Scarifications pratiquées

d'après la méthode de Vidal, et application de la pommade boriquée.

Descroizilles.

Impétigo discret. — I. TRAITEMENT LOCAL. — Lorsqu'on se trouve en présence de quelques points isolés, appliquer des topiques émollients : cataplasmes d'amidon, de fécule, ou bains locaux et généraux, soit d'amidon, soit de son, qui faciliteront la chute des croûtes.

Éviter l'emploi des cataplasmes de farine de lin et des poudres médicamenteuses, qui, appliqués sur des surfaces humides, forment des croûtes irritantes.

II. TRAITEMENT GÉNÉRAL. — Administrer à l'intérieur un peu de bicarbonate de soude et quelques laxatifs légers.

Impétigo diffus. — Sans attacher une crainte exagérée à la répercussion sur l'organisme en général, et les méninges en particulier, garder une certaine réserve dans l'application du traitement.

I. TRAITEMENT LOCAL. — Essayer d'abord les émollients indiqués pour la forme discrète.

Si l'on échoue, recourir au traitement par les toiles imperméables, tissus caoutchoutés et vulcanisés, caoutchouc plus ou moins épais, ou même taffetas gommé.

Le choix parmi ces substances varie avec la saison, la susceptibilité de l'individu, l'ancienneté de l'éruption, la cohésion et l'épaisseur des croûtes, etc. Les peaux sèches demandent une enveloppe caoutchoutée plus épaisse.

Ne pas faire une application *hermétique*. Placer sur la tête une calotte flottante : ne pas emprisonner la main dans un gant, mais dans un sac appliqué et maintenu sur l'avant-bras. Application *permanente* jour et nuit, pendant sept ou huit jours au moins.

Au moins deux fois par jour, pratiquer des *lavages*, ayant pour but d'entretenir propre la surface en contact avec la partie malade. Les croûtes disparaissent. Il se fait au-dessous d'elles une exsudation abondante qui les détache et les fait tomber. Au bout de peu de temps, les parties malades sont nettoyées et la guérison devient complète.

Si le traitement par les tissus imperméables échoue, si les croûtes se reforment sans cesse, recourir à l'emploi de pommades à la glycérine, la vaseline ou l'axonge, additionnées de bismuth, de résorcine, de fleur de soufre, et surtout d'oxyde de zinc.

Dans les cas rebelles, pommades au calomel ou au précipité rouge à 1 p. 10 ou à 1 p. 5.

Traiter les impétigos de nature microbienne par les antiseptiques (huile de cade, teinture d'iode, sublimé, etc.).

Certains autres impétigos sont des effets de la phthiriase : prescrire l'onguent gris.

II. Traitement général. — Il varie suivant les cas. Des laxatifs, dans le cas de constipation ; des alcalins, des sulfureux et surtout des toniques. L'arsenic est plutôt nuisible qu'utile.

Les stations thermales peuvent aussi rendre de grands services : Royat, Vichy, Enghien, Barèges, Bagnères-de-Luchon, Amélie-les-Bains.

Aux malades lymphatiques ou anémiques, prescrire les eaux ferrugineuses ou salées : Salins, Salins-de-Moustiers, Salies-de-Béarn, Uriage, etc.

III. Prophylaxie. — L'isolement n'est pas nécessaire, puisque les parties atteintes sont recouvertes d'un tissu protecteur, imperméable, suffisant pour empêcher toute chance de contact direct.

Legroux.

Impétigo chez l'enfant. — Cautériser les plaques impétigineuses, dépouillées de leurs croûtes, avec le crayon de nitrate d'argent. Ce moyen réussit parfaitement et présente moins d'inconvénients que les pommades.

Ces mêmes cautérisations, appliquées aux vésico-pustules en voie de purulence, aux petits abcès superficiels, réussissent également bien.

Sevestre.

Pommade avec :

Oxyde de zinc..............	àà 2/30
Précipité blanc.............	

Gaucher.

Faire des onctions avec la pommade suivante :

Acide borique................	2 gr.
Glycérolé d'amidon...........	20 —

La dose toxique d'acide borique pour un homme est de 75 grammes par jour, pendant 12 jours.

IRRITATION GINGIVALE.

E. Besnier.

Attouchements, toutes les heures, avec le doigt trempé dans la solution suivante :

Glycérine........................	10 gr.
Eau distillée....................	10 —
Bromure de potassium.............	1 —
Cocaïne..........................	0 — 10 cent.

KÉRATOSE PILAIRE ou XÉRODERMIE

E. Besnier.

Faire tous les jours, sur les parties malades, des frictions avec le mélange suivant :

Savon........................	50 grammes.
Acide salicylique..........	ââ 5 —
Résorcine.................	

Vidal.

La solution de chlorhydrate d'ammoniaque (10 gr. p. 250 ou 300 gr. d'eau) tenue en application sur la partie malade pendant 10 à 15 minutes, 3 fois par jour, diminue la congestion des plaques rouges.

S'il est besoin, faire des scarifications, mais légères et superficielles ; on arrive ainsi à blanchir la peau sans cicatrices.

Pour les lésions sus-sourcilliaires, applications de savon noir et d'acide salicylique.

Brocq.

Kératose rouge. — I. Traitement interne. — Huile de foie de morue à hautes doses, pendant l'hiver ; pendant l'été, arséniate de soude à doses aussi fortes que le malade peut les tolérer.

II. Traitement externe.— Appliquer des emplâtres de savon noir pendant la nuit sur les parties malades jusqu'à ce que les téguments soient très enflammés, rouges et tuméfiés ; puis on calme avec des cataplasmes de fécule de pommes de terre ou de l'axonge ; dès que c'est possible, on se sert d'une pommade renfermant 1/20 d'acide salicylique et d'acide tartrique ; puis on recommence les applications d'empiâtres de savon noir et ainsi de suite.

Dans les cas où les télangiectasies sont fort développées, les scarifications linéaires, quadrillées, pratiquées très-serrées, très rapprochées les unes des autres pourraient rendre des services.

Kératose blanche. — Un simple savonnage dans un bain chaud et une onction à la glycérine suffisent dans la majorité des cas.

LARYNGITE TERTIAIRE.

Gouguenheim

I. Traitement interne ou traitement spécifique. — Mercure et iodure mélangés, ou bien l'un ou l'autre.

Dans les formes aiguës, le traitement réussit toujours, à condition de l'appliquer avec une énergie croissante ; donner deux cuillerées à soupe de sirop de Gibert, avec addition de 1 à 4 grammes d'iodure de potassium ; quand le malade ne peut supporter le mercure, administrer l'iodure à des doses s'élevant rapidement de 1 à 8 grammes par jour. Prescrire en même temps des toniques, tels que le fer et le quinquina. Là, pas de traitement externe.

Dans les formes chroniques, lentes, il est rare que l'on puisse enrayer complètement les lésions produites ; car, les tuméfactions s'organisent rapidement, et le processus alors est irrémédiable ; c'est là la cause de l'effet pernicieux de la vérole sur la fonction vocale ; grâce au traitement, on peut faire disparaître les poussées les plus récentes et empêcher le mal de pénétrer trop loin ; mais c'est alors un long traitement, qui ne différera guère de celui de la forme aiguë, mais qu'on sera obligé de suspendre fréquemment.

Le mercure sera toujours le médicament de choix. Le traitement mixte rendra aussi les plus grands services.

Mais, en cas d'intolérance du traitement mercuriel, s'adresser à l'iodure de potassium et administrer ce médicament pendant un temps assez long, sans en redouter les suites, qui ont été exagérées dans ces derniers temps. Le traitement spécifique doit être administré avec la plus grande vigueur, et les craintes de son action curative trop énergique et de son influence sur la formation de brides cicatricielles, sont chimériques.

Ce traitement doit durer longtemps, avec des suspensions nécessaires, et il y aura grand avantage à le seconder par l'envoi des malades à certaines eaux thermales à haute température, sulfureuses ou salines.

II. Traitement externe. — Pour le pansement des ulcérations, employer l'iodoforme, l'iodol, le naphtol et le salol camphrés.

S'adresser à l'acide chromique, quand il y aura lieu de réprimer des tuméfactions excessives et diffuses.

La galvano-caustique rendra des services, quand il s'agira de trancher des anneaux fibreux développés au-dessus de la glotte, ou bien de couper des membranes développées entre les lèvres de la glotte.

L'instrument tranchant, une pince coupante, sera nécessairement l'appareil de choix, quand on aura à extirper des tumeurs pédiculées, absolument réfractaires, à l'action des spécifiques.

Chaque fois que ces interventions auront eu lieu, faites prendre après aux malades de la glace, pendant un certain temps, pour combattre la ré-

dance facile aux inflammations consécutives à ces traumatismes.

Quand la respiration sera entravée par les rétrécissements du larynx, faites la trachéotomie, un peu bas, à cause de la possibilité de rencontrer des lésions identiques au-dessous de la glotte, et, après, profitez de la sécurité que donne la trachéotomie pour pratiquer la dilatation avec les canules de Schroetter.

LARYNGOPATHIES SYPHILITIQUES.

Mauriac.

I. Traitement interne. — Prescrire :

Biiodure de mercure.......	10 centigr.
Iodure de potassium.......	5 gr.
Sirop de quinquina........	300 —

2 à 3 cuillerées à soupe par jour, dans une tasse d'infusion de tilleul, aromatisée avec de l'eau de fleurs d'oranger.

II. Traitement local. — Attouchements avec :

Extrait thébaïque.............	0 gr. 10
Iode métallique...............	1 —
Iodure de potassium..........	1 —
Glycérine.....................	30 —

On peut aussi pratiquer des attouchements avec :
Nitrate d'argent en solution au 20e ou 3e
Nitrate acide de mercure en solution au 100e
Chlorure de zinc en solution au 50e.
Acide chromique en solution au 5e.

LÈPRE.

E. Vidal.

I. TRAITEMENT INTERNE.—Prescrire l'acide gynocardique.

Dans les cas d'intolérance, on peut utiliser le baume de gurjun, qui provient de certaines plantes de la famille des Diptérocarpées.

Baume de gurjun.......	} ãã 4 grammes.
Gomme arabique.......	
Sirop de cachou...........	12 —
Infusion de badiane........	60 —

M. S. A. Dose quotidienne, 2 à 4 grammes.

Augmenter progressivement jusqu'à 12 grammes par jour, en deux ou trois fois, avant les principaux repas. On boit immédiatement après un peu de vin ou de liqueur alcoolique pour bien tolérer le médicament.

Celui-ci s'emploie presque toujours simultanément à l'intérieur et à l'extérieur.

De plus, le malade doit se bien nourrir, surveiller la nature de ses aliments, s'abstenir de charcuterie, de poissons de mer, de salaisons, de graisses, d'alcools, prendre des toniques : fer, quinquina, sulfate de quinine, amers.

L'hydrothérapie, les bains de mer, les eaux thermales iodées, sodiques et sulfureuses, l'électrothérapie, les bains électriques rendent de grands services dans la lèpre trophoneurotique.

Le malade devra prendre des bains fréquents, courts, antiseptisés ; il fera souvent des lotions phéniquées généralisées.

II. TRAITEMENT LOCAL.— Si l'on a affaire aux tubercules non ulcérés, on peut les détruire mécaniquement par l'électro-cautère, on les ramollira par l'huile de Chaulmoogra, soit pure, soit sous forme d'emplâtre, soit incorporée à de la vaseline et à de la paraffine.

Brocq.

I. TRAITEMENT INTERNE. — L'huile de Chaulmoogra (*oleum gynocardiæ*) se retire des semences du *Gynocardia odorata*.

Elle se prend par gouttes : on donne d'abord cinq gouttes le matin et cinq gouttes le soir, soit avant, soit après le repas ; puis on augmente de quatre à six gouttes par jour, jusqu'à 120 à 200 gouttes par jour en trois ou quatre fois.

Cette dose maxima est continuée pendant deux ou trois mois, à moins qu'elle ne finisse par fatiguer le malade, et par lui donner des maux d'estomac ou de la diarrhée. On cesse alors.

Après une période de repos variable, on reprend le médicament en recommençant encore par les faibles doses.

On l'administre dans du thé chaud, dans de l'infusion de menthe, dans des capsules qui contiennent chacune 15 grammes d'huile, ou mieux enfin, dans du pain azyme.

Huile de chaulmoogra...............	2 à 4 parties
Vaseline...........................	5 —
Paraffine..........................	1 —

M. S. A.

L'huile de chaulmoogra améliore toujours la lèpre tuberculeuse ou mixte, et souvent la lèpre anesthésique.

Dans certains cas, surtout lors des poussées fébriles d'érythème, le sulfate de quinine et le salicylate de soude ont rendu des services.

II. Traitement externe. — Galvano-caustie.

LEUCOPLASIE VAGINALE.

E. Besnier

I. Traitement médical. — Injections fréquentes, lotions alcalines après chaque miction et applications de pommades, telles que la suivante, destinées à protéger les parties intactes contre le contact des liquides irritants :

Amidon	āā 25 grammes
Oxyde de zinc..........	
Vaseline...............	40 —

II. Traitement chirurgical. — Dès que la dégénérescence épithéliomateuse se produit, intervenir chirurgicalement : ablation de la plaque avec des ciseaux ou destruction avec le thermocautère.

LICHEN.

Hardy.

Lichen chronique. — Administrer :

Acide arsénieux..................	5 centigr.
Eau distillée......................	125 gr.

1 à 2 cuillerées par jour.

E. Besnier.

Verser dans la quantité d'eau distillée que vous

tient une demi-seringue de Pravaz, une goutte de la solution suivante :

Arséniate de soude..............	0 gr. 10
Eau de laurier-cerise............	5 —

Et injecter profondément dans les masses musculaires.

Augmenter les doses peu à peu, sans dépasser 3 milligr. à la fois.

Faire 2 à 3 injections par jour.

E. Vidal.

I. Traitement général. — Purgations fréquentes soit avec du séné, soit avec des eaux minérales naturelles; boissons amères, telles que houblon, patience et gentiane.

Si le malade est goutteux, prescrire les alcalins.

Si l'éruption est sèche, et qu'il persiste de l'épaississement et de la rudesse de la peau, conseiller, en même temps que les amers, l'huile de foie de morue et le phosphate de chaux.

Dans le cas de démangeaisons intenses avec insomnie, opium en potions, et morphine en injections sous-cutanées.

Le bromure de potassium et le chloral donnent également de bons résultats; mais ils occasionnent parfois aussi des poussées éruptives.

Lorsque le prurit est intense, recourir à une potion renfermant 4 grammes de teinture de musc.

Dans les formes chroniques et rebelles, tenter l'emploi de la solution suivante :

Arséniate de soude...........	10 centigr.
Eau distillée.................	100 grammes.

Une cuillerée à café de cette solution (soit 5 milligrammes d'arséniate) le matin, en commençant le premier repas. Au bout de sept à huit jours, deux cuillerées à café.

On peut aussi prescrire, chaque jour, de 3 à 10 granules de 1 milligramme d'arséniate de soude.

II. RÉGIME. — Exclure du régime le café, le thé, le vin pur, les liqueurs, les salaisons, le porc, le gibier, les crustacés, les coquillages, les fromages salés.

Éviter les veilles, les fatigues musculaires excessives, les émotions violentes.

Lichen simplex chronique. — Prescrire :

Glycérolé d'amidon à la glycérine neutre de Price...............	20 gr
Acide tartrique pulvérisé............	1 —

Mêlez. — Si cette préparation détermine une cuisson plus ou moins vive, pendant un quart d'heure, elle procure un soulagement notable.

Dans le cas de lichen très invétéré, bains prolongés, puis compresses imbibées de décoction de racines d'aunée et de camomille, que l'on recouvre de feuilles de caoutchouc ou de gutta-percha.

Lichen chronique des parties génitales et du podex. — Prescrire un glycérolé renfermant :

Huile de cade................	5 grammes.
Glycérolé d'amidon...........	30 —

Élever progressivement la dose d'huile de cade, selon la tolérance, jusqu'à ce qu'il y ait parties égales d'huile de cade et de glycérolé d'amidon.

S'il survient de l'inflammation des surfaces malades, la calmer au moyen de cataplasmes d'amidon; puis revenir au glycérolé, à l'huile de cade.

Souvent ce n'est qu'à la suite d'une succession de poussées aiguës artificielles que l'on obtient une amélioration sérieuse ou même une guérison complète.

Brocq.

I. Traitement général. — Soigner l'état général, la constitution du sujet, modifier l'état du système nerveux (valérianates, bromures, polybromures, additionnés ou non d'iodures, hydrothérapie et révulsifs appliqués sur la colonne vertébrale).

II. Traitement local. — Soigner la lésion locale; on emploiera surtout les topiques qui calment le prurit tels que l'acide tartrique, l'acide phénique, le menthol et qui agissent par occlusion. Quand le malade peut tolérer ce moyen, puisqu'il est prouvé que l'occlusion seul fait diminuer les lésions cutanées : les emplâtres médicamenteux répondent à ce double but.

LOUPES SÉBACÉES, KYSTES SYNOVIAUX, TUMEURS BÉNIGNES DE LA PEAU.

H. Barth.

L'arsenic ayant pour propriété de provoquer l'atrophie de la partie où on l'applique, se servir des injections intérstitielles d'arsenic, dans les cas où l'on croira qu'elles ne conduisent pas à la suppuration.

Se servir de la liqueur de Fowler à la dose d'une à deux gouttes, l'additionner d'une solution à 1 ou 2 p. 100 de chlorhydrate de cocaïne, afin de rendre l'injection peu douloureuse.

Une injection suffit généralement, à procurer la

disparition de la tumeur. On peut, sans inconvénient, y recourir de nouveau, s'il est besoin.

LUPUS.

Hardy.

Lupus érythémateux. — Avec un pinceau, appliquer sur les parties malades :

Iode métallique..................	3 à 4 gr.
Iodure de potassium.............	8 —
Eau distillée......................	30 —

E. Vidal.

Racler;

Faire des scarifications;

Faire les pansements avec l'*Emplâtre rouge de Vidal*.

Minium......................	2 gr.50
Cinabre......................	1 — 50
Diachylon....................	26 —

E. Besnier.

Cette méthode a l'avantage de ne pas exposer aux auto-inoculations de lupus et de supprimer toute perte de sang; elle donne dans des mains exercées des cicatrices lisses, régulières, tout aussi belles que celles produites par les scarifications.

Lupus érythémateux, lupus des muqueuses. — L'iodoforme à l'intérieur peut donner quelques résultats.

Iodoforme................	ãã 10 centigr.
Savon médicinal..........	

Pour une pilule.

Le malade en prend deux par jour et si l'iodoforme est bien toléré, on peut augmenter cette dose jusqu'à celle de 1 gr. de substance active par jour.

On peut cependant voir alors survenir certains accidents qu'il faut éviter, comme la tendance au sommeil, le coryza, etc. Cependant l'iodoforme est bien supporté par l'estomac. Les malades répandent alors une légère odeur d'iodoforme qui n'a pas grand inconvénient.

C'est en somme un moyen que l'on peut tenter avant d'arriver à une intervention plus active.

Lupus ulcérés, érysipèle et poussées pseudo-érysipélateuses. — Les scarifications, fréquentes et prolongées, ont été pendant longtemps la méthode de choix; elles sont aujourd'hui remplacées par le thermo-cautère et l'électro-cautère qui donnent de bons résultats.

Employer pour le pansement le liquide suivant, qui est un excellent antiseptique :

Salicylate de soude..........	20 à 40	grammes.
Bicarbonate de soude........	10 à 20	—
Eau..........................	1000	—

Du Castel.

I. Traitement chirurgical. — C'est le vrai traitement du lupus.

Le plus radical est l'*ablation totale* : il est peu employé.

Les résultats donnés par la *méthode des greffes* ne sont pas encore suffisamment probants.

Le *raclage* est excellent dans tout lupus un peu étendu. Le racleur du Dr Vidal est le meilleur instrument.

Le *curettage*, excellent dans le traitement du lupus du tronc et des membres, n'est applicable qu'aux lupus petits et superficiels des parties découvertes.

On peut compléter l'effet du curettage par des pansements pendant quelques jours avec la pommade à l'acide pyrogallique ou des compresses imbibées d'une solution de nitrate d'argent.

II. Traitement médical. — La médication interne reconstituante n'est qu'un adjuvant du traitement chirurgical : elle consiste dans l'emploi de l'huile de foie de morue à hautes doses (6 à 8 cuillerées à soupe en 24 heures), et dans l'emploi des préparations iodiques : sirop de raifort iodé, — sirop iodo-tannique, — teinture d'iode dans de la bière, du vin ou du lait, — iodure de fer.

Quinquaud.

Lupus érythémateux fixe. — Combiner les scarifications et l'ignipuncture.

Dans l'intervalle, emplâtres de Vigo, emplâtres au calomel.

Brocq.

Laver tous les jours les parties malades avec :

Bichlorure de mercure.............	1 gr.
Alcool..........................	100 —
Eau..........................	de 500 à 900 —

Faire des applications d'emplâtre de Vigo. Si les tissus sont trop enflammés, substituer l'emplâtre rouge de Vidal.

Pratiquer des cautérisations ignées, soit avec la pointe fine, soit avec la grille du galvanocautère et surtout des scarifications linéaires quadrillées assez profondes. Faire ces scarifications tous les huit jours; elles assoupliront le tissu de cicatrice trop induré ou trop irrégulier.

Lupus érythémateux. — Un topique très efficace contre ses diverses formes, c'est l'acide pyrogallique.

Une préparation bien tolérée en général est la pommade suivante :

Acide salicylique..............	1 gramme
Acide pyrogallique............	2 -
Vaseline pure.................	20 -

Appliquer cette pommade, pour la nuit; le jour, appliquer la pommade à la résorcine :

Acide salicylique..............	0 gr. 50
Acide lactique.................	0 — 50
Résorcine......................	0 — 75
Oxyde de zinc..................	2 —
Vaseline pure..................	7 -

M. s. a.

Lupus érythémateux des paupières et de la face. — Il se caractérise par sa localisation en un point déterminé de la face, par sa fixité, par sa profondeur, par son unilatéralité habituelle et par ce qu'il attaque les paupières.

Faire des scarifications linéaires quadrillées ou des cautérisations au galvano-cautère. Dépasser en surface les limites de la néoplasie et arriver, en profondeur, à ses dernières limites.

Appliquer la pommade à la résorcine.

Thibierge.

La méthode de Koch amène dans certains cas une amélioration réelle et considérable, elle produit la cicatrisation rapide des ulcérations, mais elle n'a pas encore produit une guérison apparente complète et, à plus forte raison, pas de guérison que l'on soit autorisé à espérer définitive.

Par contre elle a produit dans un nombre assez considérable de cas des accidents immédiats plus ou moins sérieux et dans deux cas la mort des malades ; elle laisse après son emploi des lésions viscérales dont on ne peut prévoir la destinée ultérieure : elle révèle parfois des lésions tuberculeuses latentes dont elle accélère peut-être l'évolution. Elle ne peut donc être appliquée sans contrôle à tous les lupiques.

Dans ces conditions, sans en méconnaître la haute valeur scientifique et diagnostique, sans en nier la valeur thérapeutique, on doit conseiller une extrême réserve et une extrême prudence dans son emploi, qui doit être toujours subordonné au consentement formel du malade.

Broca.

Le traitement par raclage n'est pas capable de donner une guérison radicale et définitive ; mais dans les cas très étendus, c'est la méthode la plus efficace. Les cicatrices faciales qu'il laisse à sa suite ne sont pas plus mauvaises que celles des autres méthodes.

LYMPHANGIECTASIE SUPPURATIVE D'ORIGINE TUBERCULEUSE.

Lailler.

Introduire dans les orifices fistuleux des flèches de Canquoin.

Pratiquer l'enveloppement avec la gaze iodoformée et les injections d'huile de vaseline iodoformée dans les trajets fistuleux.

MYCOSIS FONGOIDE.

E. Besnier.

Naphtol camphré *intus* et *extra*.

A l'intérieur, sous forme de capsules, contenant une goutte ; on peut aller jusqu'à cinq de ces capsules et ce nombre peut être dépassé, si le rein n'est pas malade.

Localement, on peut l'appliquer en nature avec des boulettes de coton hydrophile imprégnées de naphtol camphré pur.

Mais dans les deux cas, la prudence et la surveillance sont de rigueur.

NÆVI.

Constantin Paul.

Vacciner l'enfant sur la tumeur.

Si la tumeur est trop grosse ou si l'enfant a été vacciné, appliquer :

Sublimé	0 gr. 25
Collodion	5 —

Galvano-puncture. Injections de perchlorure de fer. Vésicatoires. Caustiques liquides.

Hallopeau.

Les nævi peuvent rétrocéder, mais ils peuvent aussi s'enflammer, se métamorphoser et subir la dégénérescence épithéliomateuse ou sarcomateuse.

La vaccination, l'électrolyse ou la galvanopuncture sont les meilleurs agents de destruction de ces tumeurs.

ORCHITE.

Alf. Fournier.

Orchi-épididymite blennorrhagique. — Repos au lit, avec la précaution de maintenir les bourses immobilisées et relevées le plus haut possible sur l'abdomen.

Applications continues de cataplasmes émollients, arrosés au besoin de laudanum.

Bains répétés.

Tisanes délayantes; lavements laxatifs ou légers, pour entretenir la liberté du ventre.

Régime léger, surtout pendant les premiers jours.

Plus tard, quand la résolution est acquise, compresses d'eau blanche sur les bourses.

Lorsque le malade commence à se lever, recommander l'usage d'un suspensoir garni de ouate. Ne permettre la marche qu'à l'époque où la tumeur épididymaire est devenue presque indolente à la pression.

Debove.

Employer la projection directe du jet de chlorure de méthyle; mais ce mode délicat d'application exige une grande habitude de ce genre de manœuvres.

Mauriac.

La simple expectation suffit dans les cas ordinaires et la maladie dure ainsi de sept à huit jours.

Traiter seulement les complications :

Contre la douleur très vive, sangsues sur le trajet du cordon ;

Contre l'épanchement de la vaginale, ponction évacuatrice, etc.

Si les douleurs sont particulièrement violentes, mettre le testicule entre deux vessies, aux trois quarts remplies de glace.

Du Castel.

Le salicylate de soude à la dose de 6 grammes, la teinture d'anémone pulsatile à la dose de 30 gouttes amènent la disparition des douleurs, la résorption plus active des exsudats inflammatoires; le premier médicament semble plus actif que le second.

Les suspensoirs ouato-caoutchoutés permettent, en général, au malade d'aller et venir; mais, sous leur influence, la résorption des produits inflammatoires ne se fait que lentement.

La réfrigération exerce une action accélératrice sur la cessation des douleurs et sur la résolution du noyau inflammatoire; l'emploi des vessies de glace est d'une application mal commode.

L'emploi du chlorure est plus facile et plus actif. Le procédé est celui du *stypage* :

Le stypage est fait d'après la méthode conseillée par le docteur Bailly, qui n'est qu'une modification de l'emploi du chlorure de méthyle imaginé par M. le professeur Debove. Il eut été difficile, en projetant le jet de chlorure de méthyle directement sur la partie atteinte, comme on le fait dans la sciatique, de limiter exactement la réfrigération au testicule malade, sans atteindre les parties avoisinantes. Le procédé de stypage de M. Bailly s'imposait donc dans ce cas particulier; mais on pouvait le simplifier en remplaçant la stype par un gros tampon de ouate bien tassée que l'on tient à la main et sur lequel on projette le jet du liquide réfrigérant. En opérant avec un tampon de ouate assez volumineux la main se trouve suffisamment protégée contre le jet projeté sur le tampon.

En quelques secondes, la température de la masse de coton arrive à —55° et —60°, et ne remonte au niveau de la température ambiante qu'après 45 à 60 minutes.

Le tampon de coton ainsi refroidi est appliqué pendant quelques secondes à la surface des bourses du côté malade; le dartos se contracte énergiquement, la peau se refroidit et pâlit, la sensibilité s'émousse. Il se produit à la suite de la congestion une légère démangeaison.

Si le coton est appliqué plus longtemps, la tache blanche, signe de congélation, apparaît. Une ou deux secondes plus tard, elle persiste quelque temps; elle est parcheminée et creusée en cupule.

Il faut éviter une plus longue application du froid qui produirait des lésions cutanées, érythème persistant, phlyctènes, sphacèle, eschares et toute irritation de la peau, dont l'apparition pourrait gêner la continuation du traitement.

Jusqu'à guérison complète, appliquer chaque jour deux stypages, un le matin, un le soir.

Chaque séance doit durer environ 25 à 30 secondes.

Au lieu de projeter le gaz sur un gros tampon de coton, on pourrait tremper un pinceau ou un petit tampon dans le chlorure de méthyle liquéfié, pour en badigeonner la partie malade. On peut ainsi conserver le chlorure à l'état liquide pendant plusieurs heures dans un appareil appelé *thermo-isolateur*, composé de deux éprouvettes emboîtées l'une dans l'autre et réunies à la partie supérieure. On verse le liquide dans l'éprouvette intérieure en la bouchant avec un tampon de coton.

Un soulagement immédiat et considérable de la douleur est ordinairement la conséquence du premier stypage : un malade qui présentait depuis plusieurs jours des phénomènes de pseudo-étranglement vit ceux-ci disparaître après le premier stypage ; des malades tourmentés par des douleurs violentes qui leur avaient fait passer des nuits sans sommeil, s'endormirent immédiatement après la première séance de traitement ; beaucoup de malades, heureux du soulagement instantané obtenu, réclament eux-mêmes les nouvelles séances. La diminution de la douleur permet du reste à la plupart des malades d'aller et venir suffisamment pour satisfaire aux exigences de la vie d'hôpital.

La guérison est rapide. La durée totale du traitement est en moyenne d'un septenaire.

Le procédé est facile, puisque, en dehors de l'application du stypage, aucun autre traitement, soit interne, soit externe, n'est nécessaire.

Bazy.

Orchite blennorrhagique. — I. TRAITEMENT EXTERNE. — Imbiber des compresses avec :

Chlorhydrate d'ammoniaque	50 gr.
Eau..............................	1000 —

Et les mettre sur les bourses.

II. Traitement interne. — Prescrire :

Teinture d'anémone pulsatile....	XXX gouttes.
Sirop de sucre................	120 gr.

Une demi-cuillerée à soupe, toutes les deux heures.

PELADE.

Hardy.

Laver la tête, matin et soir, avec une solution de sublimé au 500e.

Frictionner les points malades avec :

Camphre........................	1 gr.
Turbith minéral................	2 —
Axonge.........................	30 —

Plus tard, n'employer cette pommade que le soir.

Le matin, frictionner avec un des liquides suivants :

N° 1	Essence de térébenthine..........	25 gr.
	Ammoniaque......................	5 —
	Alcool camphré..................	100 —
N° 2	Essence de bergamote............	10 gr.
	Ammoniaque......................	5 —
	Alcool à 90°....................	200 —

E. Vidal.

Appliquer une seule couche de vésicatoire liquide de Bidet, au niveau des plaques.

Raser les plaques, après chaque vésicatoire.

Renouveler les vésicatoires, dès que l'épiderme s'est reformée.

Si la plaque dénudée est étendue, n'en recouvrir

chaque fois qu'une portion avec le liquide vésicant; mettre ainsi trois jours à la vésiquer entièrement.

Faire, matin et soir, sur le cuir chevelu, une friction énergique avec :

Ammoniaque.............	1 à 3 cuillerées à café.
Rhum....................	1 à 3 cuillerées à soupe.
Eau de feuilles de noyer...	1 verre.

Pour le visage, raser le malade tous les jours et frictionner avec :

Teinture de cantharides..............	15 gr.
— de romarin................	5 à 15 —

Une pelade, bien traitée par l'emploi combiné des vésicatoires et des lotions parasiticides, doit guérir en trois ou quatre mois, alors que, non soignée, elle dure des années et parfois toute la vie.

E. Besnier.

I. Soins hygiéniques. — Avant toute intervention médicamenteuse, faire couper les cheveux autour des plaques et épiler les cheveux caducs.

II. Traitement médicamenteux. — Parmi les moyens irritants, destinés à faire repousser les cheveux :

Sinapisation. — Appliquer sur les plaques une rondelle de sinapisme, qui les recouvre.

Badigeonnages. — Appliquer le liquide suivant :

Acide acétique cristallisable.......	àà 1 partie.
Chloroforme.......................	
Eau distillée......................	2 parties.

Répéter ces badigeonnages tous les quinze jours

seulement, en raison de l'irritation qu'ils provoquent.

Pommades. — Le soir, autour des plaques et sur les régions saines, onctions avec le mélange suivant :

Acide salicylique...............	1 gramme.
Soufre précipité...............	5 —
Vaseline.....................	20 —

Le lendemain, un lavage enlève cette pommade; les corps gras ne sont favorables ni à l'entretien de la chevelure ni à sa croissance.

Lorsque la pelade a causé plusieurs plaques d'*alopécie*, raser le cuir chevelu, et, lorsque les cheveux ont repris une longueur de 1 centimètre, épiler autour des plaques les cheveux peu adhérents et dépourvus de leur gaine vitreuse; épiler sur une étendue variable, en rapport avec le degré d'extension de l'affection ;

Si les surfaces malades sont très étendues, appliquer par fractions un traitement irritant, qui consiste en frictions avec la teinture de cantharides, pure ou associée à un alcoolat aromatique :

Teinture de cantharides..........	ãã 10 gr.
Chloroforme.....................	
Teinture de Baumé.............	
Alcoolat de Fioravanti....	

ou bien encore en frictions avec des liniments ammoniacaux ou chloroformés.

Après avoir renouvelé deux ou trois fois cette médication, cesser l'épilation, la rasure et la révulsion énergique.

Quand les poils réapparaissent dans les régions malades, tondre chaque semaine, aux ciseaux, les poils follets et pratiquer chaque matin un savonnage avec l'eau de savon chaude, ou avec la décoction chaude et savonneuse de bois de Panama.

Sécher la tête, puis la frictionner avec :

Alcoolat de Fioravanti	100 gr.
Teinture de cantharides	āā 10 à 30 —
— de noix vomique.....	

Le soir, frictions sur le cuir chevelu, avec :

Huile de bouleau blanc	10 grammes.
Soufre......................	1 à 4 —
Turbith minéral..............	1 à 4 —
Vaseline....................	90 —

III. Traitement général. — Toniques, préparations de fer et de quinquina.

Hallopeau.

I. Traitement local. — 1° Savonner le cuir chevelu, tous les matins.

2° Enlever avec une pince, les cheveux cassés qui restent, en empiétant de 3 millimètres sur les parties saines.

3° Appliquer tous les cinq, six ou sept jours, sur la plaque dénudée, une couche de vésicatoire liquide de Bidet (teinture de cantharides).

4° Faire, matin et soir, le lavage des parties saines avec :

Sublimé......................	45 cent.
Alcool.......................	300 grammes.
Glycérine pure................	30 —
Essence de térébenthine.......	āā 60 —
Camphre......................	

Cet alcoolat n'est employé, pour le traitement

des plaques alopéciques, que quand elles sont trop étendues pour être soumises à l'action des vésicants.

5° Le matin, application de :

Vaseline........................	50 gr.
Iode........................	0 — 50 centig.

Faire dissoudre, en chauffant, la proportion d'iode soluble. Mélanger le reste très intimement.

6° Tenir les cheveux très courts, sans les raser.

Une pelade, traitée par l'emploi combiné des vésications et des lotions parasiticides, guérit en 3 ou 4 mois.

II. Prophylaxie générale. — Protéger le péladique lui-même contre la propagation de sa maladie ; en effet la maladie, éteinte dans son premier foyer, peut se reproduire à distance, c'est que le microphyte a été transporté en dehors de la plaque originelle et a pullulé en un autre point. Poursuivre les parasites à l'aide d'agents qui les tuent dans toutes les parties velues de la tête. Cela est facile, chez les sujets qui portent les cheveux et la barbe courts ; mais chez les femmes, dont on veut respecter la chevelure. il y a là une difficulté.

Prescrire, pour éviter le transport par les taies d'oreiller, l'usage d'un bonnet de nuit. qui sera changé tous les jours : laver, matin et soir, les coiffes de chapeaux et calotes, avec le liniment indiqué ci-dessus. Désinfecter les peignes et les brosses chaque fois qu'ils ont servi.

Recourir dans ce but à l'étuve ou à des lotions avec l'eau phéniquée, l'alcool camphré et la solution de sublimé.

Quinquaud.

I. Traitement local. — Épiler la périphérie des plaques, lorsqu'il s'y rencontre une certaine quantité de cheveux malades.

Faire, matin et soir, des lotions savonneuses sur le cuir chevelu : après l'un de ces lavages, lotionner les parties malades avec la solution mixte:

Biiodure de mercure	20 centigr.
Bichlorure de mercure	1 gr.
Alcool à 90°	40 —
Eau	250 —

Faire suivre l'autre lavage d'une friction excitante, faite avec un des liniments suivants, que l'on alternera tous les huit jours.

N° 1.	Baume de Fioravanti }	ãã 100 gr.
	Alcool camphré }	
	Ammoniaque liquide	6 —
N° 2.	Baume de Fioravanti }	ãã 100 gr.
	Alcool camphré }	
	Teinture de pyrèthre	6 —

On peut remplacer l'ammoniaque et la teinture de pyrèthre par la teinture de noix vomique ou la teinture de romarin, à la dose de 10 grammes.

Tous les six jours, application de pommade aux trois acides, composée de la façon suivante :

Acide chrysophanique }	ãã 2 gr.
— salicylique }	
— borique }	
Vaseline	100 —

Au cours du traitement, de temps à autre, lotionner avec la solution d'acide mono-chloro-acétique cristallisé, à la dose de 5 p. 100.

Les douches sulfureuses sur le cuir chevelu, les vésicatoires liquides seront parfois des adjuvants très utiles.

Maintenir les cheveux courts pendant la durée du traitement.

II. Médication interne. — En hiver, huile de foie de morue pendant les trois premières semaines de chaque mois ; durant la quatrième semaine, cinq à six gouttes par jour de liqueur de Fowler.

Recommander aussi les phosphates de soude et de chaux, mais ils sont moins actifs.

Continuer le traitement tant que les poils sont fragiles et effilés en pointe.

III. Prophylaxie. — Dans les écoles primaires : ne jamais admettre les enfants atteints de pelade en voie d'extension ou de pelade décalvante ; ne pas recevoir non plus les très jeunes sujets dont les études peuvent être interrompues sans aucun dommage ; tolérer la présence des enfants dont la pelade reste à l'état stationnaire ou évolue vers la guérison, mais à la condition expresse de les isoler (dans le sens strict du mot), de recouvrir la tête de coiffures occlusives et de désinfecter les objets qui leur servent (à l'étuve, dix minutes à 50 degrés : ou dans l'eau bouillante, de 25 minutes à une demi-heure).

Dans les écoles supérieures : n'exclure que les individus affectés de la pelade décalvante.

En ville : isoler les peladiques et désinfecter les objets qui leur servent.

Brocq.

Commencer par employer la méthode de M. le Dr Vidal, en y joignant l'usage d'une pommade parasiticide (pommade soufrée 1/10, pommade salicylée 1/40, pommade au turbith 1/30) pour la nuit.

Au bout d'un mois et demi à deux mois, recourir au traitement de M. le Dr Besnier.

Pelade de la barbe ou des sourcils. — Prescrire au malade de se raser chaque jour et de faire ensuite une friction avec la teinture de cantharides pure ou mélangée de 1/5 à 1/2 de teinture de romarin, au niveau des plaques et dans toute la zone pilaire.

Descroizilles.

Pelade des enfants. — Prescrire :

Huile de ricin.................	30 grammes.
Cire blanche..................	ää 15 —
Beurre de cacao..............	
Essence de citron............	X à XX gouttes.

F. s. a, un cosmétique pour frictions.

PEMPHIGUS BULLEUX

Hardy.

I. Traitement local. — Ni compresses émollientes, ni bains.

Prescrire la poudre d'amidon et de quinquina. Pour panser les ulcérations, employer le liniment oléo-calcaire, recouvert de ouate.

II. Traitement général. — Toniques, arseniate de fer, 2 à 3 centigr. par jour.

PHAGÉDÉNISME.

Alfred Fournier.

I. Traitement local. — Dans le phagédénisme tertiaire, panser la plaie par occlusion avec l'emplâtre de Vigo ou avec l'iodoforme.

Bains tièdes quotidiens.

II. Traitement général. — Prescrire l'iodure de potassium, à la dose de 3 à 6 gr.

Du Castel.

Phagédénisme chancrelleux. — Il survient à la suite du *chancre simple.*

I. Traitement local. — Modifier l'état local par les attouchements à l'acide phénique, l'emploi de l'iodoforme, l'acide salicylique, la poudre et la décoction de Pollini.

Quelquefois le phagédénisme cesse par changement de médicament ou à la reprise d'un médicament employé autrefois inutilement.

Si on échoue, pratiquer la destruction par les caustiques chimiques ou par le cautère actuel ; prescrire les bains à température élevée.

Faire précéder les divers traitements par le raclage de la plaie, qui en rend l'application plus efficace.

II. Traitement général. — Traitement reconstituant.

Phagédénisme tertiaire. — I. Traitement local. — Le phagédénisme tertiaire cédera quelquefois à l'emploi des modificateurs énergiques qui réussissent contre le phagédénisme chancrelleux ; dans quelques cas, on se trouvera mieux de l'iodure à hautes doses, du sirop iodotannique du docteur E. Vidal que du traitement mixte, et des pansements antiseptiques que des pansements mercurialisés.

II. Traitement général. — Un traitement reconstituant est toujours indiqué.

Louis Jullien.

Le phagédénisme est le produit d'une infection mixte, à la fois spécifique et pyogénique, cette dernière, engendrée secondairement par les staphylocoques de la suppuration.

Antisepsie rigoureuse, avec l'iodoforme d'abord, puis avec le salol.

PHTHIRIASE.

Alfred Fournier.

Phthiriase du corps. — 1° On enlève au malade tous ses vêtements et on les passe à l'étuve à 120° ou bien on les soumet à la fumigation sulfureuse.

2° On administre au malade une fumigation de cinabre, suivie d'un bain sulfureux.

3° On change les draps de lit qu'on envoie à la lessive. Ces diverses opérations ne peuvent pas toujours se faire, surtout loin des grands centres.

On pourra alors procéder de la façon suivante:

On enverra le linge à la lessive et l'on passera les vêtements à la vapeur de soufre, ce qui est toujours facile, puisqu'il suffit de brûler du soufre dans une pièce. On peut encore les faire passer dans le four du boulanger.

Quant au malade, en l'absence de baignoire, on

le traitera par des lotions sulfureuses ou des lotions d'acide phénique à 1 %.

On interdira les frictions ou les lotions mercurielles, et les bains de sublimé, parce qu'avec une peau éraillée, égratignée, on serait très exposé à la salivation.

Phthiriase pubienne. — Les frictions à l'aide de l'onguent gris ou mercuriel constituent le traitement vulgaire, connu de tous.

Cependant ce traitement doit être appliqué avec discernement, et il ne faut pas se borner à barbouiller la région, siège des démangeaisons, avec une quantité quelconque de pommade ; en effet, cette pratique peut être suivie du développement d'un érythème, d'un eczéma mercuriel ou d'une stomatite mercurielle.

Voici comment il faut procéder :

Après lavage, on fera les onctions avec quelques grammes d'onguent gris, 6 grammes, par exemple, qui seront laissés sur place pendant deux heures ; puis on fera un grand savonnage et l'on fera prendre un bain savonneux.

Si, après quarante huit heures, on a lieu de supposer qu'il reste des parasites, on peut recommencer le traitement.

Il faut avoir soin, après chaque friction, de changer de linge et de draps et de faire passer les vêtements au soufre. Certains malades, en effet, une fois qu'ils ont traité leur phthiriase, reprennent leurs caleçons et leurs vêtements, et leur maladie persiste ainsi très longtemps.

Il ne faut jamais faire de frictions mercurielles sur les endroits velus, il faut choisir les parties du corps relativement glabres.

Méfiez vous des pseudo-eczémas que vous pourrez avoir à soigner au niveau des régions génitales. Il s'agira souvent, en effet, d'un eczéma mercuriel dont le malade cachera l'origine.

C'est encore un fait d'observation que la stomatite est très fréquente à la suite des frictions pratiquées sur le scrotum, les aines, etc. Cela tient à ce que ces parties du corps sont extrêmement riches en lymphatiques. L'injection des lymphatiques du scrotum rend en effet ce dernier entièrement blanc de mercure. Certaines stomatites, dont vous ne pourrez découvrir l'origine, dépendront du traitement des pediculi du pubis par l'onguent gris.

Il est facile d'éviter la plupart des inconvénients du traitement habituel en employant la pommade suivante :

Calomel....................	1	gramme
Axonge....................	20	—

qu'on laissera en place pendant deux heures. Renouveler les onctions au bout de quarante-huit heures.

Dans l'intervalle, prendre un bain savonneux. Ce dernier peut-être remplacé par un grand bain, additionné de 10 grammes de sublimé, dans lequel on séjourne de trente à quarante cinq minutes.

Après le bain, lotions vinaigrées chaudes, et usage du peigne métallique pour enlever les œufs.

On pourra encore formuler une lotion mercurielle de la manière suivante :

Eau distillée............	400	grammes.
Alcool..................	100	—
Sublimé................	1	—

C'est la liqueur de Van Swieten doublée.

On peut encore employer des badigeonnages avec l'huile de naphtol β ; mais, en somme, les lotions et les bains de sublimé sont ce qu'il y a de mieux.

Quant aux œufs, on les détruira, en faisant des lotions avec du vinaigre chaud, étendu d'un peu d'eau ; on peignera ensuite avec un peigne métallique.

E. Besnier.

Phthiriase du cuir chevelu. — Pour tuer les poux :

1° Pulvériser dans les cheveux, avec un soufflet :

Poudre de pyrèthre du Caucase	āā
Soufre précipité...............	

2° Pulvériser, à l'aide d'un appareil Richardson, de l'eau chaude contenant 5 à 10 % de liqueur de Van Swieten.

3° Démêler les cheveux, sans les couper.

4° Savonner la tête à l'eau chaude et au savon et peigner.

Pour faire disparaître les lentes :

1° Pulvériser :

Eau chaude....................	1 verre.
Liqueur de Van Swieten.....	āā 2 cuillerées
Vinaigre fort................	à bouche.

2° Peignage soigné, qui permet de détacher les lentes dont l'attache au cheveu a été ramollie.

Brocq.

Phthiriase du corps. — Une ou deux fumigations cinabrées, suivies de bains savonneux et de quelques bains sulfureux.

Lotions bi-quotidiennes d'acide phénique à 1/100, et applications de pommade phéniquée à 1 p. 50.

Phthiriase pubienne. — Prescrire le vinaigre sublimé :

Vinaigre.....................	300 grammes.
Sublimé.....................	1 —

Etendre du double d'eau et lotionner.

On obtient, avec cette lotion, la mort des pédiculi et le détachement des lentes.

Louis Jullien.

Phthiriase des paupières. — S'attacher d'abord à tarir la source de la contagion, et pour y arriver, examiner de près soit les patients, soit les personnes de l'entourage.

Localement on a guéri plusieurs malades avec les pommades à base mercurielle. Mais le traitement parasiticide qui réussit d'ordinaire pour combattre la phthiriase inguinale, échoue souvent aux paupières.

Les récidives incessantes ont conduit certains médecins à faire couper tous les cils, moyen même inefficace contre le retour du mal. On ne saurait trop le condamner.

Un seul procédé radical est rationnel, c'est l'extirpation patiente de tous les parasites et de leurs œufs (*lentes*) avec la pince à griffes ; une seule séance suffit pour obtenir une guérison complète et définitive.

PITYRIASIS.

Hardy.

Pityriasis versicolor. — Attouchements avec :

Acide azotique................ 1 gr.
Eau distillée.................. 100 —

Onctions avec :

Fleur de soufre.................. 4 gr.
Axonge.......................... 40 —

Alf. Fournier.

Pityriasis versicolor. — 1° Le soir, pratiquer une onction avec la pommade ainsi composée :

Fleur de soufre.......... 1 gr.
Teinture de benjoin...... 6 —
Huile d'amandes douces... 20 —
Moelle de bœuf........... 60 —

Faire précéder l'onction vespérale par un lavage de la tête avec une eau savonneuse.

2° Le matin, faire un lavage avec une solution alcaline :

Carbonate de soude....... 4 gr.
Glycérine................. 80 —
Eau de savon............. 1000 —

Pityriasis alba. — Le soir, pratiquer une onction sur le cuir chevelu avec la pommade suivante :

Fleur de soufre............... 12 gr.
Teinture de benjoin........... 3 —
Moelle de bœuf................ 45 centigr.
Huile d'amandes douces........ 9 gr.

F. S. A.

Au bout de quelques jours, ne faire l'onction que tous les deux jours, puis une fois par semaine.

Couvrir la tête d'un bonnet, pendant la nuit.

10

Le lendemain matin, lotion avec de l'eau savonneuse ou avec la solution alcaline suivante :

Carbonate de soude......	50 centigrammes
Glycérine................	40 grammes
Eau de son..............	1 litre

E. Vidal

Pityriasis alba. — I. Traitement local. — Frictions, le soir, avec :

Beurre de cacao........	10	grammes
Huile de ricin..........	50	—
Essence pour parfumer..	Q.	S.

Tenir les cheveux des hommes suffisamment courts ; ne point abuser des brosses dures.

Lorsque la desquamation est intense, associer aux corps gras le turbith (au 30e) ou le soufre.

II. Traitement interne. — Administrer les alcalins à l'intérieur, s'il s'agit de sujets arthritiques.

Pityriasis versicolor. — Le matin, laver la tête avec l'eau savonneuse.

Onctions avec :

Turbith minéral...........	0 gr. 75
Beurre de cacao...........	5 —
Huile de ricin..............	25 —

E. Besnier.

Pityriasis alba. — Prescrire la décoction de saponaire, et surtout la décoction d'écorce de quillaya (bois de panama).

Pityriasis versicolor. — L'indication est de prescrire une médication provoquant la desquamation de l'épiderme et, plus tard l'irritation cutanée.

On procédera donc ainsi :

1° Frictions chaudes, matin et soir, avec le savon noir ou mieux le savon ponce.

2° Remplacer ensuite les frictions au savon par des frictions avec une pommade ainsi formulée :

N° 1	Soufre précipité...........	10	gr.
	Vaseline...................	90	—
	Acide salicylique..........	5	—
	Résorcine..................	1	—
N° 2	Bichlorure de mercure.....	0	gr. 50
	Eau distillée..............	250	—

Appliquer chaque soir la pommade et l'enlever le matin.

Pityriasis rosé de Gibert. — Prendre tous les deux jours un bain tiède au son ou à l'amidon, additionné de 50 à 100 grammes de borate de soude. Continuer les bains pendant longtemps.

Si l'on veut agir plus activement, on prescrira des lotions savonneuses le matin, et le soir des frictions avec le glycérolé suivant :

Borate de soude..............	1	gr.
Glycérolé d'amidon...........	50	—
Oxyde de zinc................	20	—

En même temps on soumettra le malade à l'usage interne des alcalins.

Quoique la nature parasitaire probable de cette affection ne soit pas établie, ce traitement consiste donc à modifier; 1° l'état local ; 2° le terrain. Il est rationnel.

Quinquaud.

Pityriasis rosé de Gibert. — Savonnage quotidien au savon noir.

Lotion sublimée à 1 p. 1000.
Deux bains sulfureux par semaine.

Brocq.

Pityriasis rosé de Gilbert. — Si les malades ne supportent pas bien le savon noir, le sublimé, poudrer les régions malades avec de l'amidon.

Pityriasis alba. — I. RÉGIME. — Eviter les excès de toute nature.

Ne pas se servir de peignes trop fins, porter des chapeaux légers et bien aérés, rester couvert le moins possible.

Eviter les cosmétiques.

II. TRAITEMENT INTERNE. — Aux *strumeux*, l'huile de foie de morue, l'hiver ; et le phosphate de chaux, l'été.

Aux *arthritiques*, les alcalins.

III. TRAITEMENT EXTERNE. — Savonnage tous les soirs avec le savon noir ou le savon au soufre et de l'eau chaude.

Si le lavage ne produit pas d'amélioration, faire la lotion sulfureuse suivante :

Sulfure de potassium................	1 à 4 gr.
Carbonate de potasse................	1 —
Eau de laurier cerise................	10 —
Extrait d'amandes....................	240 —

Pityriasis rubra. — I. TRAITEMENT LOCAL. — Appliquer le traitement du psoriasis.

II. TRAITEMENT GÉNÉRAL. — Prescrire l'arsenic, dont on surveillera avec soin les effets.

Gaucher.

Pityriasis alba. — Prescrire :

Hydrate de chloral.............	25 gr.
Glycérine.................. }	àà 12 —
Alcool..................... }	
Eau..........................	Q. S.

F. S. A. une solution; lotionner le cuir chevelu, tous les jours d'abord, puis tous les deux jours, puis une fois par semaine, selon l'amélioration.

Pityriasis versicolor. — Lotions avec:

Salicylate de soude...........	2 gr.
Eau..........................	100 —

Onctions avec:

Chloral.......................	3 gr.
Glycérine................ }	àà 25 —
Alcool.................... }	
Eau..........................	100 —

PLAQUES MUQUEUSES.

Alfred Fournier.

Plaques muqueuses buccales. — Trois principes dominent le traitement: 1° le traitement mercuriel est sans action; 2° la cautérisation locale guérit fort bien; 3° la cautérisation doit être aidée par l'hygiène buccale.

1° Le mercure est sans action. Alors même qu'un traitement mercuriel a été méthodiquement conduit pendant toute la période secondaire, il est fréquent de voir persister et résister des plaques bucco-pharyngées, plaques qui prolongent et entretiennent les dangers de contagion. Insister sur le traitement mercuriel serait inutile et ne servirait souvent qu'à exaspérer les lésions buccales par la production d'une stomatite.

2° La cautérisation constitue le meilleur traitement local. Bien faite, elle amène la guérison en quelques jours. Les caustiques ne doivent être ni trop faibles, ni trop forts. Faibles, ils restent sans action ; c'est le cas pour la teinture d'iode, le sulfate de cuivre, les solutions étendues de nitrate d'argent. Trop forts, ils présentent des risques inutiles. C'est le cas pour l'acide sulfureux, l'acide chromique, le chlorure de zinc.

Les deux caustiques recommandables sont le nitrate d'argent et le nitrate acide de mercure. Lequel convient-il d'employer, suivant le cas, et comment faut-il les employer ?

Relativement au choix du caustique, on essaiera d'abord le nitrate d'argent, plus faible, moins douloureux, plus facile à manier. Mais si l'action tarde ou se ralentit, renoncer au nitrate d'argent et employer le nitrate acide de mercure. Dans certaines régions douloureuses, telles que la pointe de la langue ou la commissure des lèvres, dans le cas de plaques très étendues, très nombreuses, patienter dans l'emploi du nitrate d'argent, en raison des inconvénients possibles du nitrate acide de mercure.

Pour l'emploi du nitrate d'argent, le crayon bien effilé du bout, par frictions sur un linge mouillé, pas trop long, solidement emmanché dans un porte-nitrate, suffit.

Le nitrate acide de mercure est d'un maniement plus difficile. C'est un liquide très fluide. Il s'étale et déborde sur la surface cautérisée, il se détache en gouttelettes qui tombent facilement du porte-caustique. Ne vous servez jamais pour l'appliquer d'un agitateur de verre, vous auriez toujours des uttelettes tombant dans le pharynx, et la gouttelette, tombant dans le larynx, produit une douleur, un spasme épouvantable qui peuvent entraîner la suffocation et la mort.

Les pinceaux d'aquarellistes, les tampons de ouate au bout d'une simple tige sont aussi dangereux. N'employez qu'une simple allumette effilée, ou un porte-mèche à fourche assez évasée autour duquel vous enroulerez une languette de coton. Après avoir trempé l'allumette ou le porte-mèche garni de coton dans le nitrate acide, essuyez-les avec soin, le dernier surtout. Il reste toujours trop de caustique. Ayez soin de ne toucher que le centre de la plaque à cautériser. La périphérie sera suffisamment touchée par l'étalement du liquide.

Dans les régions très douloureuses, telles que la pointe de la langue, quand il existe des plaques nombreuses et très étendues, employer surtout le nitrate d'argent; de plus ne faire que des cautérisations partielles et espacer les séances suffisamment (4 à 5 jours).

Les cautérisations partielles s'imposent, surtout pour les plaques qui occupent l'isthme du gosier, siège fréquent chez les fumeurs, ou le voile du palais, ce qui se voit souvent chez les femmes. Une cautérisation trop étendue amènerait de vives douleurs et des accidents graves de suffocation. Les douleurs, quoi qu'on fasse, sont toujours assez pénibles. Pour les calmer, en dehors des gargarismes émollients, conseillez de sucer de petits fragments de glace, de boire lentement des boissons glacées ou de déguster une glace à petites gorgées. L'intervalle entre chaque séance de cautérisation ne sera jamais moindre de quatre à cinq jours. Il est inutile et dangereux de cautériser à intervalles plus fréquents.

Un des accidents qui peuvent survenir lorsque l'on emploie le nitrate d'argent, est la chute d'un fragment de crayon dans la bouche, soit que le crayon soit mal emmanché, soit que, trop long, il se casse. D'autres fois, la fracture du crayon se fait parce que le malade a un spasme de déglutition.

Une fois le crayon avalé, on combattra les accidents possibles en mettant une poignée de sel dans de l'eau et en faisant avaler le tout au malade.

Lorsque l'on emploie le nitrate acide de mercure et qu'il coule une goutte de liquide dans la gorge, il se produit aussitôt un spasme effroyable ; le malade tombe et peut mourir presque immédiatement.

3° Si bien faites qu'elles soient, les cautérisations échoueront sans une hygiène buccale sévère. Le tabac (tabac à fumer et chique), l'alcool seront proscrits. Le malade se soignera les dents avec une propreté minutieuse. Il devra se faire nettoyer les dents du tartre qui les envahit, se faire arracher les dents cariées.

En cas d'inflammation vive, les gargarismes émollients au pavot, à la guimauve, au lait, réussissent mieux que les astringents. A cette période, le chlorate de potasse, l'alun sont mal supportés. Conseillez de garder le liquide longtemps dans la bouche. Ces bains de bouche sont plus efficaces que les gargarismes. Quand l'inflammation tombe, employer les gargarismes astringents : les gargarismes au chlorate de potasse, au borate de soude ; les gargarismes au sublimé noirciraient les dents du malade.

Quand les douleurs sont par trop vives, employez exceptionnellement les badigeonnages avec la solution de cocaïne au vingtième :

Chlorhydrate de cocaïne..........	1 gr.
Eau..............................	10 ou 20 —

La décoction de 2 grammes de feuilles de coca dans 20 grammes d'eau donne également un soulagement marqué.

Mauriac.

Pour panser les plaques muqueuses :

Chloral........................	5 gr.
Teinture d'eucalyptus..........	10 —
Eau distillée..................	500 —

PRURIGO.

Hardy.

Onctions avec :

Morphine.................	0,05 à 0 gr. 10
Axonge...................	300 —

Tarnier.

Prurigo de la vulve. — Prescrire la solution suivante :

Bichlorure de mercure.........	2 gr.
Alcool........................	10 —
Hydrolat de roses.............	40 —
Eau distillée.................	450 —

Faire dissoudre. Employer ce liquide pur, en lotions répétées le matin et le soir.

Les premières applications provoquent une cuisson assez vive et nécessitent un lavage consécutif à l'eau fraîche.

Mais l'usage de cette solution devient de moins

en moins douloureux, et la guérison est souvent rapide.

E. Vidal.

Hydrate de chloral..........	5 à 10 gr.
Hydrolat de laurier-cerise...	50 —
Eau distillée	250 —

Faire dissoudre. Cette solution s'emploie en lotions.

Dans certains cas, recourir à des lotions d'eau chloroformée contenant :

Chloroforme.............	1 gramme.
Eau distillée.............	100 —

E. Besnier.

Tous les soirs, lotions sur tout le corps, avec de l'eau chaude contenant, pour un bol, une cuillerée de :

Acide phénique................	5 gr.
Vinaigre aromatique du Codex..	250 —
Acide phénique............	0,05 à 0 — 10
Magnésie décarbonatée.........	Q. S.
Extrait de valériane...........	Q. S.

pour une pilule.

Gaucher.

Lotions avec :

N° 1	Hydrate de chloral	3 gr.
	Alcool	20 —
	Eau distillée..................	120 —
N° 2	Acide phénique cristallisé......	2 gr.
	Alcool.........................	10 —
	Glycérine	20 —
	Eau distillée	200 —

N° 3 Sublimé..................	0,10 à 0 gr. 25
Eau de laurier-cerise......	10 —
Eau distillée	240 —

Tenneson.

I. Traitement hygiénique. — Il ne diffère pas de celui de l'eczéma en ce qui concerne l'alimentation; il en diffère beaucoup en ce qui concerne la balnéation.

Le prurigo n'est pas irritable, et quand on fait disparaître l'eczéma de grattage avec la toile de caoutchouc — ce qui n'est pas long — on peut prescrire des bains sulfureux, des bains de vapeur, etc. Ils procurent quelquefois un soulagement momentané ; mais ce ne sont pas des agents inoffensifs.

Il faut donc tenir compte des contre-indications et des effets produits.

Chez les vieillards et les artério-scléreux, les bains excitants sont interdits sous peine de thrombose ou d'hémorrhagie cérébrale.

Chez les cardiaques et les tuberculeux, ils sont non moins contre-indiqués.

Enfin chez certains sujets qui ne rentrent pas dans les catégories précédentes, ils provoquent des troubles nerveux et congestifs qui doivent en faire cesser promptement l'emploi.

II. Traitement interne. — Il serait nul, s'il ne fallait faire une réserve en faveur du nitrate de pilocarpine en injections hypodermiques. On emploie une solution au 1/50e dans de l'eau distillée. Le contenu de la seringue de Pravaz représente alors 2 centigrammes de substance active. On injecte une demi-seringue, une ou deux fois par jour.

On peut aussi employer le jaborandi en pilules.

Poudre de jaborandi.. } àà 10 centigrammes.
Extrait.............. }

pour une pilule ; de 4 à 10 par jour.

Le médicament doit être administré à jeun, une heure au moins avant les repas.

En raison de son action dépressive sur le cœur, il est contre-indiqué chez les cardiaques, les vieillards et les sujets débilités.

Quand les reins sont altérés, fonctionnent mal, les doses thérapeutiques ordinaires deviennent des doses toxiques ; il faut donc s'abstenir ou abaisser la dose.

Comme tant d'autres médicaments actifs, la pilocarpine ne doit jamais être employée d'une façon continue pendant longtemps, il faut en suspendre l'usage au bout de quelques jours. On ne peut d'ailleurs en attendre qu'un soulagement momentané du prurit.

III. Traitement externe. — Il se réduit à fermer la peau ; tout le reste est illusoire. Mais les effets de l'occlusion, de l'enveloppement sont remarquables ; le prurit cesse immédiatement, complètement, et des malades qui passaient la moitié de leurs nuits à se déchirer la peau, dorment tranquillement et se croient guéris. Ils ne le sont pas ; rien, quant à présent, ne guérit le prurigo. Toutefois les effets de l'occlusion sont bien supérieurs à ce que donnent les autres modes de traitement.

Il faut ici renoncer au pansement ouaté. Maintenir un malade enfermé des pieds à la tête dans de la ouate est bientôt pour lui quelque chose de plus pénible que le prurigo lui même.

Pour fermer la peau, employer les tissus imperméables et les colles. Parmi les tissus imperméables, la toile fine de caoutchouc est ce qu'il y a de plus pratique.

Tant que le prurigo est compliqué d'un eczéma de grattage, la toile doit être manœuvrée comme dans le traitement de l'eczéma.

En l'absence d'eczéma, certains prurigos suintent pendant quelques jours sous la toile ; la conduite à tenir est encore la même.

Mais bientôt le prurigo ne suinte plus, malgré l'enveloppement le plus rigoureux ; la toile peut alors rester plusieurs jours en place sans être changée ou nettoyée. On la fixe au contact immédiat de la peau, avec des bandes plus serrées que dans l'eczéma.

Quand le prurigo ne suinte plus sous la toile de caoutchouc, on peut la remplacer par une colle :

Grénétine	150	parties.
Gélatine	100	—
Glycérine	300	—
Eau	300	—
Oxyde de zinc	100	—

Faire dissoudre les gélatines au bain-marie dans la glycérine et dans 200 grammes d'eau ; ajouter l'oxyde de zinc délayé dans 100 grammes d'eau, et ajouter la quantité d'eau nécessaire pour compléter 950 grammes.

Pour appliquer la colle, on la fait fondre au bain-marie et on badigeonne la peau avec un gros pinceau avant la dessication complète (environ 5 à 10 minutes); on peut saupoudrer avec de l'amidon ou de l'oxyde de zinc, ou mieux encore avec de la ouate finement dissociée. On a ainsi un enduit mince, élastique, absolument adhérent et qui peut être maintenu intact pendant deux ou trois jours. Le malade peut se coucher ou se rhabiller. Cette colle ne se fendille pas, ne blesse jamais la peau, mais elle fond par places à la chaleur du lit : alors cesse l'occlusion et le prurit renaît. Pour parer à cet inconvénient, il n'y a qu'un seul moyen : appliquer une légère couche de ouate sur la colle encore humide. Grâce à cet artifice, elle ne fond plus ; elle se détache seulement au niveau des plis articulaires, par suite des grands mouvements. Il est facile de la remplacer, matin et soir, là où elle manque, et plus facile encore de l'enlever en un instant, soit avec de l'eau tiède, soit même sans eau.

Cet enveloppement, fût-il complet, n'a jamais d'inconvénient et n'amène jamais les troubles observés chez les animaux dont certains physiologistes ont enduit de vernis la surface cutanée.

Rarement il échoue : il calme le prurit quand il ne le fait pas disparaître complètement.

Nous cessons généralement l'occlusion de la peau au bout d'une semaine. Il est rare que les malades, qui se croient guéris, l'acceptent plus longtemps. Alors il peut arriver que le prurit renaisse immédiatement ; d'autres fois il renaît au bout de quelques jours ou de quelques semaines ; dans les formes légères, au bout de plusieurs mois. Quand on revient à l'occlusion, on retrouve les mêmes effets thérapeutiques.

PRURIT.

Tarnier.

Prurit de la vulve. — Faire d'abord, matin et soir, un lavage avec de l'eau tiède ordinaire.

Essuyer les parties avec un linge fin.

Promener rapidement sur la surface des organes qui sont le siège des démangeaisons, une éponge imbibée avec la solution suivante :

Bichlorure de mercure............	2 gr.
Alcool..........................	10 —
Eau de roses....................	40 —
Eau distillée...................	150 —

E. Besnier.

Prurit vulvaire. — Poudre avec :

Salicylate de bismuth............	10 parties.
Amidon	90 —

Prurit de l'anus.— I. Traitement local. — Si le prurit anal est déterminé par l'*eczéma*, prescrire de fréquentes lotions d'eau tiède, des cataplasmes de fécule. Puis quand l'inflammation a diminué, introduire dans le rectum, pendant la nuit, des mèches enduites de :

Cocaïne..........................	30 centigr.
Vaseline.........................	30 grammes.

II. Régime. — Régime sévère, d'où seront exclus les aliments épicés et poivrés.

Prurit de la dentition. — Prescrire :

Chlorhydrate de cocaïne...............	0 gr. 50 c.
Bromure de potassium..................	50 —
Eau distillée.........................	10 —
Glycérine.............................	10 —

Prurit sénile. — Quand le prurit douloureux des vieillards ne s'accompagne d'aucune dermatose, conseiller l'usage des bains de son ou d'amidon.

Lotionner chaque soir les régions prurigineuses avec une éponge imbibée d'eau à 40°, à laquelle on ajoute, par litre, 2 cuillerées à soupe de la solution suivante :

Acide phénique..................	10 grammes.
Vinaigre aromatique.............	500 —

Étendre sur les parties lotionnées :

N° 1.	Poudre d'amidon..........	90 grammes.
	Salicylate de soude........	20 —
N° 2.	Acide salicylique pulvérisé.	20 grammes.
	Amidon..................	180 —

Frictionner légèrement la peau des régions malades, pour faire adhérer les poudres.

Dujardin-Beaumetz.

Prurit de la vulve. — Faire des lotions avec :

Borax.........................	1 gr.
Sulfate de morphine............	0 — 10
Eau de roses..................	80 —

J. Chéron.

Prurit de la vulve. — Prescrire :

Dermatol......................	3 gr.
Vaseline......................	30 —

Appliquer un peu de cette pommade, le soir en se couchant, et la laisser en place jusqu'au lendemain matin.

On peut aussi employer le *teucrium scordium*, plante de l'Europe méridionale, à la condition que le prurit ne soit pas d'origine diabétique.

Associer à l'emploi du teucrium un traitement

local, lorsque le prurit est entretenu par des écoulements venant du vagin ou de l'utérus.

Voici le traitement à suivre :

1° Injections vaginales chaudes, matin et soir, avec deux cuillerées à bouche d'acide borique pulvérisé, dans un litre d'eau ;

2° Lotions, trois ou quatre fois par jour, sur la région ano-vulvaire, avec un peu de ouate hydrophile imbibée de :

Liqueur de Van Swieten.......	⎫ ãã
Eau chaude....................	⎭

3° Une demi-heure avant chacun des repas, prendre dans un peu d'eau un des paquets suivants :

Poudre de feuilles de teucrium scordium, 5 grammes :
En dix paquets.

Par ce traitement, le prurit vulvaire disparait en quelques jours, à moins qu'il ne s'agisse de prurit symptomatique du diabète. La guérison n'est durable, que si l'on se rend maître, par un traitement approprié, de la vulvite, de la vaginite ou de l'endométrite, voire même si l'on enlève un polype, qui occasionnait l'écoulement irritant, cause véritable du prurit vulvaire.

Quinquaud.

I. Traitement externe. — Lotions chaudes vinaigrées, alcooliques, phéniquées ou chloralées.

Après les lotions, appliquer soit une poudre végétale, soit une poudre minérale, sur les régions où se trouvent des plis, ou bien une des pommades suivantes :

N° 1	Acide tartrique................	2 gr.
	Acide phénique...............	1 —
	Axonge........................	60 —
	Essence de menthe...........	1 —
N° 2	Oxyde de zinc............. }	àà 25 gr.
	Vaseline................... }	
	Menthol	0.05 à 0 — 50

On peut remplacer le menthol par l'acide phénique à 5 0/0 ou l'acide salicylique à 5 0/0 ou le salol à 5 0/0 ou le naphtol de 5 à 15 0/0.

Saupoudrer ensuite, avec la poudre d'amidon, additionnée de 5 à 25 pour 100 d'oxyde de zinc ou de sous-nitrate de bismuth, de carbonate de bismuth, ou 1 à 3 pour 100 d'acide salicylique.

Les bains, surtout sulfureux, peuvent être nuisibles.

Il vaut mieux employer les bains de vapeur tièdes ou les douches en pluie à une température tempérée ; un bain excellent est le bain d'amidon, additionné d'un litre de vinaigre, d'une durée de 15 minutes.

II. Traitement interne. — Prescrire l'acide phénique de 0. 50 centigrammes à un gramme, en ayant soin de faire boire de suite après, si on le donne en pilules, pour éviter les crises gastriques.

Prurit généralisé. — Lotions avec :

N° 1.	Eau blanche....................	100 gr.
	Chloroforme.....................	X gouttes
	Eau de laurier cerise......... }	àà 50 gr.
	Eau de laitue.................. }	
N° 2.	Acide acétique glacial..........	2 gr.
	Eau distillée	200 —

N° 3.	Eau de laurier cerise............	50 gr.
	Chloral...........................	5 —
	Eau distillée.....................	200 —

Lotions éthérées au tiers ou aux deux tiers.

Brocq.

I. TRAITEMENT INTERNE. — Eau de laurier cerise, musc, acide phénique (20 à 60 centigrammes par jour) sous forme de pilules de 5 à 10 centigrammes

II. TRAITEMENT EXTERNE. — Lotions phéniquées de 1/200 à 1/80.

Pommade phéniquée de 1/60 à 1/30.

PSORIASIS.

Alfred Fournier.

I. MÉDICATION INTERNE. — Les préparations arsenicales les plus usitées sont : la liqueur de Fowler (arséniate de potasse), de 12 à 25 gouttes par jour ; les pilules asiatiques (acide arsénieux), 1 à 3 par jour ; la solution d'arséniate de soude, à raison de 1 centigramme par cuillerée, de 1 à 3 cuillerées par jour. Ces diverses préparations sont généralement bien tolérées, surtout quand on a soin : 1° de segmenter la dose quotidienne en deux doses partielles : 2° de les administrer avant ou pendant le repas.

Ne pas débuter par une dose faible pour augmenter peu à peu ; donner d'emblée une dose active moyenne, soit 13 à 15 gouttes de liqueur de Fowler et augmenter d'une goutte par jour jusqu'à 25 gouttes.

Prolonger longtemps ce traitement, car il n'y a guère d'effet à en attendre avant la quatrième cinquième ou sixième semaine, et, pour éviter l'accoutumance ou l'accumulation, procéder par séries interrompues avec intermittences.

II. Médication topique, externe. — Deux indications différentes :

1° Débarrasser la peau de ses incrustations squameuses ;

2° Essayer de modifier thérapeutiquement le derme malade.

La première de ces deux opérations s'appelle *le décapage*. Voici comment on procède :

Faire le soir une forte friction sur les surfaces squameuses avec un corps gras ; insister sur la friction, de façon à faire pénétrer le corps gras dans le magma squameux et faire ensuite une nouvelle onction avec la pommade, qu'on laisse à demeure toute la nuit (en couchant avec un vêtement *ad hoc*, pour ne pas tacher les draps).

Le lendemain matin, un bain tiède d'une heure.

Le soir du même jour, nouvelle onction comme la veille.

Le jour suivant, bain, et ainsi de suite.

En deux, trois ou quatre jours, le décapage est accompli. Le corps gras à employer importe peu, tous sont bons : axonge, vaseline, glycérolé d'amidon.

Le décapage opéré, on commence la deuxième partie du traitement, l'emploi d'un topique modificateur.

L'acide pyrogallique ou pyrogallol est une poudre blanche, cristallisée, très soluble, même dans l'eau, où sa dissolution, absorbant l'oxygène de l'air, prend une coloration noire qui se retrouve sur la peau du malade. Pour les applications externes, c'est un caustique, en pommade concentrée et un irritant, à dose plus modérée : pommade forte à 10 p. 100 et pommade faible à 5 p. 100.

Employer le même procédé pour l'huile de cade : le soir, frictions sur les parties décapées.

Le matin, lotions à l'eau chaude, mais non avec le savon qui déterminerait une coloration noire.

Bains tous les deux ou trois jours.

Deux à quatres semaines suffisent pour déterger la peau et éteindre l'éruption psoriasique.

L'acide pyrogallique est contre-indiqué en cas de psoriasis étendu, généralisé, ou présentant un aspect inflammatoire, rouge, scarlatiforme, eczématoïde, à surface exfoliative et favorable à l'absorption.

Il est applicable dans le cas d'éruption limitée, circonscrite en placards discrets ou à condition de l'employer en différentes séances par départements cutanés.

Dans tous les cas :

1° S'assurer du bon état de santé du malade, de l'intégrité de ses reins ;

2° Débuter par des doses faibles, inoffensives, soit par la pommade à 5 p. 100 :

3° Suspendre dès la moindre alerte et surveiller quotidiennement les urines.

E. Vidal.

Décaper les plaques avec le savon et l'eau chaude.

Onctions avec :

Savon noir	5 gr.
Huile de cade..................	100 —
Glycérolé d'amidon............	100 —

Frictions, matin et soir, avec :

N° 1. *Glycérolé faible.*

Huile de cade vraie	15 gr.
Glycérolé d'amidon à la glycérine neutre	90 —
Extrait fluide de Panama	Q. S.
Essence de girofle	Q. S.

N° 2. *Glycérolé fort.*

Huile de cade vraie	50 gr.
Extrait fluide de Panama	5 —
Glycérolé d'amidon à la glycérine neutre	45 —
Essence de girofle	Q. S.

E. Besnier.

1° *Pommade au naphtol*, ainsi formulée :

Naphtol β	10 gr.
Axonge	90 —

Tous les soirs, pendant quinze jours, pratiquer une friction avec cette pommade, sur la région qui est le siège du psoriasis, le malade revêt une chemise de flanelle.

Le lendemain matin, enlever l'excès de pommade par une lotion à l'eau savonneuse chaude couvrir la peau d'une couche d'amidon.

Continuer le traitement pendant 15 jours, et même, jusqu'à guérison complète, si l'on constate de l'amélioration.

2° Si, après quinze jours, le résultat est nul, remplacer cette préparation par la *pommade à l'acide pyrogallique* à 2/100 et plus tard à 10/100. Pour éviter toute irritation cutanée ou tout accident rénal, pratiquer les onctions sur une surface restreinte et tous les quatre jours seulement sur la même région.

3° Sur les plaques peu étendues, badigeonnages avec un pinceau imbibé de *collodion* formulé ainsi :

Acide pyrogallique.............. — salicylique..............	àà 6 grammes.
Ether.......................... Alcool..........................	Q. S. p^r liquéfier.

Ajoutez : 80 grammes de collodion élastique.

Si le psoriasis est limité à une faible surface du cuir chevelu et s'il est en plaques peu étendues, employer la pommade suivante :

Acide pyrogallique.............. Ichtyol.......................... Acide chrysophanique............ Acide salicylique................	àà 5 grammes.
Vaseline........................	35 —

En applications sur les surfaces malades.

Si le psoriasis est à larges plaques et à confluence accentuée, décaper les placards de psoriasis, puis les badigeonner plus ou moins énergiquement selon le plus ou moins d'épaisseur des couches exfoliées, avec un pinceau de soies de porc, imbibé d'un mélange de chloroforme et d'acide chrysophanique à 15 p. 100. En quelques secondes, le chloroforme est évaporé, et la plaque, infiltrée d'acide chrysophanique, a pris une couleur jaune intense, comparable à celle de l'iodoforme. Alors, au moyen d'un pinceau plat à vernir, la couvrir d'une couche de traumaticine :

Gutta-percha purifiée..................	1 partie.
Chloroforme............................	10 —

La couche sera assez épaisse, et débordera tout autour les limites de la plaque.

Lorsque la plaque est épaisse, fissurée, hautement desquamative, au lieu de chloroforme chrysophanique, employer une solution éthérée à 10 p. 100 d'acide pyrogallique, qu'on recouvre immédiatement d'une couche de traumaticine.

Si le psoriasis du cuir chevelu est en plaques isolées, et s'il n'y a pas d'irritation du cuir chevelu, frictions quotidiennes avec cette pommade :

Savon mou de potasse..............	àà	20 gr.
Vaseline........................		
Ichtyol........................		2 —
Acide salicylique.................	àà	1 —
Acide pyrogallique...............		

N'employer cette pommade que sur de petites surfaces et cesser dès que le cuir chevelu est irrité.

Le traitement peut être très difficile par la nécessité de conserver les cheveux.

Psoriasis localisé à la mamelle. — Prescrire la pommade suivante :

Acide pyrogallique	àà 2 gr.
Acide salicylique.............	
Acide chrysophanique........	
Aristol	
Ichtyol	
Axonge.......................	100 —

Appliquer ce mélange, tous les soirs, sur une partie de la surface psoriasique, car il ne faut pas l'appliquer sur une surface trop étendue, et continuer, s'il ne détermine pas trop d'irritation.

Suspendre l'usage de ce topique dans le cas d'irritation cutanée trop vive.

Faire prendre en même temps des bains alcalins, tous les quatre ou cinq jours.

J. Simon.

Psoriasis chronique des enfants. — Administrer :

Arséniate de soude	5 centigr
Eau distillée	300 gr.

Une cuillerée à café, 2 fois par jour aux repas, pour les enfants âgés de plus de 2 ans.

Mauriac.

Psoriasis syphilitique palmaire. — Prescrire :

Huile de cade.................	} àà 2 gr.
Onguent napolitain............	}
Vaseline.....................	30 —

Gombault.

I. Traitement local. — Pommade substitutive :

Axonge lavée....................	36 gr.
Ergotine	3 —
Protochlorure de mercure.......	3 —

Mêlez. — Faire, deux fois par jour, des frictions sur toutes les surfaces malades.

II. Traitement interne. — Administrer un sirop qui contient :

Bicarbonate de soude...........	} àà 8 gr.
Acétate de soude...............	}
Sirop composé d'extraits concentrés de sudorifiques dépuratifs : salsepareille, squine, sassafras, gentiane et aristoloche............	500 grammes
Rhubarbe.......................	1/6
Séné...........................	} àà 1/12
Jalap..........................	}

Faire prendre de 50 à 100 grammes de ce sirop, par jour, en trois ou quatre fois.

Quinquaud.

I. Traitement général. — Le bicarbonate de soude peut rendre des services réels. Toutefois, il faut le donner à haute dose, 5 à 10 grammes en mangeant. Les malades s'y habituent très bien ; en cas de diarrhée, on le suspendrait.

On ne pourrait donner ces doses sous forme d'eaux minérales, d'eau de Vichy par exemple, car il faudrait alors que le malade en absorbât deux ou trois bouteilles, ce qui serait pour lui une cause d'anémie.

II. Traitement local. — Lorsque l'on emploie le glycérolé cadique dont la dose varie de 15 à 50 p. 100, y joindre une petite quantité d'extrait de bois de Panama, 5 à 10 p. 100. On obtient ainsi une préparation très bien liée et beaucoup plus homogène que le glycérolé ordinaire.

Employer la pommade suivante :

Goudron de bois.........	4	grammes.
Vaseline................	100	—
Acide chrysophanique....	2	—
Acide pyrogallique	2	—

L'aristol en pommade, à 10 p. 100, est un bon topique cicatrisant, préférable à l'iodoforme par sa non-toxicité et son absence d'odeur ; en outre, son application sur les plaies ne provoque jamais ni douleur, ni inflammation, mais il est inférieur à l'huile de cade et à l'acide pyrogallique.

Psoriasis des ongles. — Employer surtout l'huile de cade, le grattage et le traitement par occlusion.

Psoriasis de la tête. — Lotions alcalines, bains de vapeur et enveloppement par le caoutchouc.

La glycérine ne convient pas pour les régions velues qu'elle a l'inconvénient d'irriter.

Brocq.

L'huile de cade est le meilleur topique qu'on puisse opposer au psoriasis : elle guérit un psoriasis d'intensité moyenne dans l'espace de 4 à 6 semaines.

Elle n'a que les inconvénients de son odeur, de la couleur foncée qu'elle laisse sur la peau, et parfois de la production de lésions acnéïformes.

L'acide pyrogallique guérit le psoriasis en 4 à 6 semaines.

L'acide chrysophanique guérit en 15 jours.

Mais ils détruisent le linge et colorent la peau et les cheveux, l'un en noir, l'autre en jaune.

PURGATIFS.

E. Vidal.

Prescrire comme purgatif, chez les *saturnins*, un mélange à parties égales de soufre et de miel; en donner d'abord deux cuillerées à café, puis continuer la même dose ou l'augmenter les jours suivants, selon les cas. Le soufre, à l'avantage de l'action purgative, joint celui de son action sur l'élimination du plomb.

PURPURA

E. Vidal.

Purpura infectieux. — Appliquer des compresses de tarlatane, imbibées de :

Chlorhydrate d'ammoniaque	1 à 2 gr.
Eau distillée	100 —

E. Besnier.

Purpura infectieux secondaire. — Placer les membres dans l'élévation et pratiquer une compression modérée.

Descroizilles.

Purpura des enfants. — Prescrire :

Eau-de-vie	10 gr.
Jus de citron	30 —
Eau de mélisse	1 —
Sirop de quinquina	60 —

Par cuillerée à café.

Legroux.

Purpura infantile. — Traiter le purpura suivant la cause possible de l'affection et l'état de l'enfant malade. On peut donner du quinquina. Mais les ferrugineux agissent mieux, et surtout le perchlorure de fer, à la dose de 2 à 4 grammes par jour.

Si l'enfant est un peu anémié, lui faire inspirer de l'oxygène qui facilite l'hématose. Les injections d'ergotine peuvent être utiles pour enrayer les petites hémorragies cutanées, mais il faut s'en servir avec prudence, la tension sanguine qu'elles provoquent pouvant déterminer la rupture des vaisseaux malades En outre, la piqûre de la seringue peut amener au lieu piqué des suffusions sanguines assez considérables.

Les liqueurs excitantes, Champagne, Todd, etc., sont aussi d'un grand secours. Mais le remède capital, au cas d'anémie profonde, est la transfusion dans les veines, d'un sérum artificiel. Cette transfusion doit-être faite avec la plus rigoureuse antisepsie ; elle élève légèrement la tension sanguine et excite le système nerveux.

A. Mathieu.

Purpura hémorrhagique. — On a recours à des médicaments hémostatiques, tels que le perchlorure de fer et l'ergot de seigle.

Si on soupçonne le *scorbut sporadique*, prescrire une alimentation plus réparatrice, avec des légumes verts et du jus de citron.

Purpura infectieux. — I. TRAITEMENT INTERNE. — Administrer les toniques, l'extrait mou de quinquina, le sulfate de quinine pour combattre la fièvre.

II. RÉGIME. — Aliments liquides, tels que lait, bouillon, pulpe de viande, vin et grogs.

Purpura cachectique. — Combattre l'anémie et la cachexie par les moyens usités en pareils cas.

Comme règle générale, si le purpura siège aux membres inférieurs, interdire la station debout et surtout la marche.

S'il existe des ecchymoses véritables, les garantir contre les chocs extérieurs, et favoriser l'écoulement veineux.

Surveiller la bouche avec soin, à cause de la tendance au saignement et au ramollissement des gencives.

RHINOSCLEROME

Castex.

Le rhinosclérome, est une affection probablement parasitaire, causée par le bacille de Frisch ; il a pour effet de produire le rétrécissement des diverses cavités naso-buccales, par une marche lente et progressive des plaques indurées de la muqueuse. De là, les indications thérapeutiques.

I. Traitement médical. — Le traitement médical (iodures, alcalins, caustiques, médication parasiticide de Lang, a donné de médiocres résultats.

II. Traitement chirurgical. — Il faut donc s'adresser aux moyens chirurgicaux. Si le rhinosclérome est opérable, l'extirper et faire l'antisepsie après un essai d'injection interstitielle de liqueur de Fowler, d'acide perosmique ou de sublimé à 1 %.

Si le rhinosclérome n'est plus opérable, dilater mécaniquement les cavités nasales et laryngées : les premières avec la laminaire (Kaposi) ; les secondes avec les tubes de Schrœtter, opérations que le malade arrive à pratiquer lui-même.

RHUMATISME BLENNORRHAGIQUE.

E. Besnier.

Traiter la blennorrhagie par les moyens ordinaires.

Quand l'écoulement a disparu, iodure de potassium et, si le malade est affaibli : arsenic, huile de foie de morue.

Immobiliser les articulations.

Appliquer sur les articulations malades des ventouses scarifiées, des badigeonnages de teinture d'iode, des vésicatoires.

Lucas Championnière.

Applications de pointes de feu très multiples,

enveloppement immédiat dans l'emplâtre de Vigo, pansement ouaté.

L. Jullien.

Injections sous-cutanées quotidiennes dans la région fessière d'une solution contenant :

Sublimé......................	40	centigr.
Chlorure de sodium..........	1	gr.
Eau distillée................	100	—

Continuer les injections pendant 10 jours.

ROUGEOLE.

Dieulafoy.

Rougeole maligne. — A 3 h., bain à 26° de douze minutes, affusions froides sur la tête : abaissement de la température (39°,5) et de la respiration (70).

A 5 heures, deuxième bain.

A 9 heures, troisième bain.

A 2 heures du matin, quatrième bain.

A 5 heures, cinquième bain : amélioration considérable, abaissement de la température, sommeil.

A 6 heures du soir, sixième bain.

Le bain froid fait reparaître les urines : la peau devient molle, la température tombe à 38°,5. Quant à l'éruption, elle pâlit, mais suit son cours.

RUBÉOLE.

Comby.

Le traitement est des plus simples : pas de médicament à prescrire, le malade gardera la chambre, sinon le lit.

Il s'abstiendra de manger, se contentant de bouillons, lait, tisanes, etc.

Deux ou trois bains, après la guérison, compléteront l'action thérapeutique.

SALPINGITE BLENNORRHAGIQUE

Terrillon.

TRAITEMENT MÉDICAL. — Il est purement symptomatique. Les moyens médicaux peuvent améliorer l'état, et même procurer l'apparence de la guérison, mais on ne peut affirmer que la maladie ne reviendra pas, même après un long temps de repos.

La salpingite n'est pas éteinte ; brusquement elle se réveille au milieu de graves accidents de péritonite.

Contre la douleur, le repos est excellent.

L'irrigation vaginale est encore un bon moyen ; la malade étant couchée dans la position de l'examen au spéculum, injecter dans le vagin une certaine quantité d'eau chaude ; dès que la malade accuse une sensation de chaleur trop violente, arrêter l'irrigation en oblitérant l'orifice vulvaire. Après quelques minutes, recommencer. Il doit passer dans le vagin environ 1 litre de liquide dans une heure.

Les vésicatoires et les pointes de feu, appliqués sur la paroi abdominale, produisent aussi de bons effets.

Contre la *constipation*, très fréquente, employer les purgatifs répétés.

Contre les accidents de *pelvi-péritonite*, repos absolu, cataplasmes, révulsifs et sangsues.

Le curettage de l'utérus ne modifie que la muqueuse interne, la trompe reste aussi malade qu'auparavant, et il faut arriver au traitement vraiment chirurgical.

SCARLATINE.

Jaccoud.

Instituer le régime lacté absolu, dès que le diagnostic est établi, et sans attendre qu'il soit imposé par la survenance des complications rénales. On prévient ainsi, d'une manière à peu près certaine, non seulement l'albuminurie précoce qui est de peu d'importance, mais encore l'albuminurie tardive, qui est liée à la néphrite et conduit à l'anasarque.

Dans les cas rares, on ne peut pas l'éviter, elle se montre si bénigne qu'elle ne peut inspirer aucune crainte.

Le régime lacté absolu dès le début et quand même doit être le seul traitement des scarlatineux et ce n'est qu'en cas de nécessité absolue, pour relever les forces d'un organisme affaibli, que l'on peut tolérer que le malade prenne un peu de vin ou formuler un cordial.

Si l'on est arrivé trop tard, prescrire néanmoins le lait : pris en grande abondance, il constitue une méthode à la fois préventive et curative.

Dieulafoy.

Soins d'hygiène, gargarismes astringents.

Régime lacté, dès le début, en prévision d'une néphrite possible.

Dans les formes graves, bains froids.

Grancher.

Pratiquer l'antisepsie par tous les moyens possibles.

Employer les moyens généraux d'antisepsie, désinfection, lavage des salles, des linges etc...

Chaque matin, nettoyer soigneusement la gorge et la bouche de tous les scarlatineux sans exception, en faisant une irrigation d'un liquide antiseptique tiède (eau boriquée à 3 %). Pour cela, chacun d'eux a deux canules constamment conservées dans l'eau phéniquée; elles lui sont personnelles et ne servent qu'à lui seul pour cette irrigation.

De plus, si le malade a du coryza, si léger fut-il, l'irrigation à l'eau boriquée porte également sur les fosses nasales.

Présente-t-il en outre, quelques fausses membranes sur les amygdales, aussitôt on les enlève à l'aide d'un tampon sec; puis, à l'aide d'un autre tampon de ouate hydrophile, on badigeonne les amygdales et les parties voisines avec une solution de glycérine boriquée à 1/10.

L'antisepsie absolue de la gorge et de la bouche est donc ainsi assurée; pour celle des fosses nasales, en dehors des irrigations accidentelles qu'on fait en cas de coryza, on introduit dans les narines de tous les enfants un petit tampon de coton hydrophile imbibé d'huile de vaseline boriquée. Cette mesure est appliquée tous les matins sans exception.

Tous les deux jours régulièrement, on fait l'analyse des urines de chaque enfant.

Outre ces précautions, chaque petite fille a sa vulve lavée tous les jours avec de l'eau boriquée tiède.

A l'heure des repas, tous les enfants qui peuvent manger, ont de nouveau leur bouche et leur gorge désinfectées.

Puis ils reçoivent sur leur lit un petit panier en fil de fer contenant leur couvert, leur assiette, leur serviette et leur verre.

Aussitôt le repas terminé, le tout est emporté et l'on plonge deux fois de suite dans deux étuves différentes, contenant et contenu.

Mêmes précautions à tous les repas, toujours précédés de l'antisepsie de la gorge et de la bouche, qu'on pratique une dernière fois avant le sommeil des enfants.

On voit quels soins et quelles précautions demande cette antisepsie particulière de la gorge et et de la bouche, dont l'importance est capitale dans la scarlatine.

Aucune des autres précautions d'antisepsie générale ne doit être négligée, telle que l'enlèvement immédiat des déjections, des crachats, etc..., en un mot de tout ce qui constitue un danger permanent de contagion.

Les résultats de ces pratiques ont été excellents, car la mortalité, à l'hôpital des Enfants malades, qui était auparavant de 20 pour 100 environ, est tombée maintenant à 3 pour 100.

Dujardin-Beaumetz.

La scarlatine est une maladie contagieuse.

Elle exige toujours de grands soins.

Elle est surtout redoutable par les complications qui peuvent survenir, même après la disparition de l'éruption.

Mesures a prendre dès qu'un cas de fièvre

SCARLATINE SE PRODUIT. — Tout cas de scarlatine sera déclaré au commissariat de police du quartier.

L'administration assurera l'isolement ou le transport du malade et la désinfection du logement contaminé.

A. *Transport du malade.* — Si le malade ne peut recevoir à domicile les soins nécessaires, s'il ne peut être isolé, et surtout si plusieurs personnes habitent la même chambre, il doit être transporté dans un établissement spécial.

Les chances de guérison sont alors plus grandes et la transmission n'est pas à redouter.

Le transport devra toujours être fait dans une des voitures spéciales mises *gratuitement* à la disposition du public par l'administration.

B. *Isolement du malade.* — Le malade, s'il n'est pas transporté, sera placé dans une chambre séparée, où les personnes appelées à lui donner des soins doivent seules pénétrer.

Son lit sera mis au milieu de la chambre; les tapis, tentures et grands rideaux seront enlevés.

Son isolement devra durer au moins quarante jours, à partir du moment où l'éruption a été constatée.

Les personnes appelées à donner des soins au malade seront choisies, autant que possible, parmi celles qui ont déjà eu la scarlatine. Elles devront se laver les mains fréquemment, et surtout avant les repas. Elles ne mangeront jamais dans la chambre du malade.

Le malade sera tenu dans un état constant de propreté.

C. *Désinfection des objets ayant été en contact avec le malade, et mesures de précaution à prendre par celui-ci.* — Tous les objets (linges, draps, couvertures, objets de toilette, etc.) ayant été en contact avec le malade doivent être désinfectés.

La désinfection des linges et des mains sera obtenue à l'aide de solutions de sulfate de cuivre. Ces solutions seront de deux sortes, les unes fortes et renfermant 50 grammes de sulfate de cuivre par litre, les autres faibles et renfermant 12 grammes par litre. Les solutions fortes serviront à désinfecter les linges souillés : les faibles serviront au lavage des mains et des linges non souillés.

Les commissaires de police tiennent *gratuitement* à la disposition du public des paquets de 25 grammes destinés à faire les solutions. On mettra deux de ces paquets dans un litre d'eau pour préparer les solutions fortes et un paquet dans deux litres pour préparer les solutions faibles.

Les linges souillés resteront deux heures dans les solutions fortes, puis seront lavés à grande eau avant le savonnage ou le lessivage.

Aucun des linges, souillés ou non, ne doit être lavé dans un cours d'eau.

Les habits, les literies et les couvertures seront portés aux étuves municipales publiques de désinfection.

Les cuillers, tasses, verres, etc., ayant servi au malade devront, aussitôt après leur usage, être plongés dans l'eau bouillante.

Les matières rendues par le malade, les crachats, les vomissements, les selles et les urines doivent être désinfectés au moyen d'une solution de sulfate de cuivre à 50 grammes par litre. Un verre de cette solution est versé préalablement dans le vase destiné à recevoir ces matières, qui sont jetées sans délai dans les cabinets.

Les cabinets sont eux-mêmes désinfectés deux fois par jour avec le même liquide.

Les souillures sur les tapis, meubles et parquets doivent également être lavées avec la solution forte. D'autre part, les poussières de la chambre seront enlevées chaque jour, et brûlées immédiatement : on aura soin, avant le balayage, de projeter sur le plancher de la sciure de bois humectée avec la solution faible (12 grammes par litre) de sulfate de cuivre.

Le malade ne doit sortir qu'après avoir pris un bain savonneux.

L'enfant qui a eu la scarlatine ne doit retourner à l'école qu'après un intervalle de quarante jours au moins à partir du début de la maladie.

D. *Désinfection des locaux.* — La désinfection des locaux est faite *gratuitement* par des désinfecteurs spéciaux. Pour obtenir cette désinfection, il suffit de s'adresser au commissaire de police du quartier.

Un médecin délégué est chargé de vérifier l'exécution des mesures prescrites ci-dessus.

E. Vidal.

L'acétate d'ammoniaque est toléré par l'organisme à la dose de 1 gramme par année d'âge, chez les enfants et chez les adultes. Cependant, chez l'adulte, ne jamais dépasser la dose de 35 grammes par jour.

A cette dose, il abaisse rapidement les hautes températures de l'organisme, et constitue un moyen précieux de traitement de la scarlatine, et peut-être aussi des autres *fièvres éruptives*.

L'action du médicament est d'autant plus rapide qu'il a pu être administré plus près du début de la maladie.

Descroizilles.

Carbonate d'ammoniaque........	1 gr.
Eau de menthe..................	5 —
Eau de tilleul..................	20 —
Sirop..........................	15 —

4 à 6 cuillerées à café par jour.

S'il se présente des phénomènes ataxiques:

Musc..........................	1 gr.
Carbonate d'ammoniaque........	0 — 20
Sirop..........................	40 —
Eau..........................	80 —

4 à 6 cuillerées à café par jour.

SCLÉRÈME

Constantin Paul.

Activer la circulation.

Bains chauds aromatiques sinapisés avec 500 gr. de farine de moutarde pour un grand bain.

Frictions excitantes. Massage.

Stimulants diffusibles.

SCLÉRODERMIE.

E. Besnier.

I. TRAITEMENT GÉNÉRAL. — Toniques : huile de foie de morue, fer, arsenic.

II. TRAITEMENT LOCAL. — Inhalations d'oxygène, douches sulfureuses, bains électriques, courants continus, massage des parties malades.

Letulle.

I. Traitement général. — Relever les forces du malade, au moyen des toniques et des reconstituants (ferrugineux, quinine). Exercice modéré du corps et des membres atteints.

II. Traitement local. — Saignées, scarifications, sangsues, incisions, et même vésicatoires.

Contre la douleur : moyens calmants, pommades narcotiques, fomentations et onctions adoucissantes.

Les emménagogues ont produit quelquefois des succès inespérés.

Les effets les plus favorables sont dus aux moyens hydrothérapiques et électrothérapiques.

Les bains chauds ont été préconisés. Les bains sulfureux, les bains de vapeur, enfin les différents bains médicamenteux, alcalins, aromatiques, à la ciguë, au sulfate de fer, etc., sont surtout actifs.

L'électricité est un moyen puissant contre une affection où les troubles dystrophiques sont indéniables. Ne pas employer les courants faradiques. Recourir aux courants galvaniques.

Brocq.

Employer les applications du courant galvanique. Durée des séances, quinze à vingt secondes ; intensité du courant, 5 à 10 milliampères. Les électrodes sont représentées par des aiguilles enfoncées à l'extrémité *inférieure* de la plaque. Une amélioration se manifeste d'abord à l'extrémité *supérieure,* pour s'étendre à toute la zone sclérodermique.

SCROFULE

Laboulbène

Engorgements mono-articulaires. — Prescrire :

Extrait de suc de ciguë.........	10 grammes.
Cérat.........................	40 —
Eau...........................	Q. S.

Délayer l'extrait dans l'eau et mêler avec le cérat. Donner en même temps des pilules de ciguë.

E. Besnier.

L'iode et l'iodoforme, en nature, donnent des résultats supérieurs à ceux des iodures alcalins :

1° *Teinture d'iode.* — Donner aux petits enfants, une goutte par jour, diluée dans un peu de bouillie.

2° *Iodoforme.* — L'administrer sous la forme suivante :

Iodoforme......................	10 centigr.
Miel...........................	120 grammes.

Tous les jours, de 1 à 2 cuillerées à café, qui contiennent ainsi un demi-centigramme d'iodoforme ; on peut augmenter cette dose quotidienne. L'iodoforme peut être donné pendant longtemps aux petits enfants.

Descroizilles.

N° 1 Arséniate de soude.............	0 gr. 10
Sirop de quinquina.............	600 —

de 1 à 5 cuillerées à café par jour.

N° 2 Iodure de potassium............	ãã 2 gr.
Extrait de quinquina...........	
Sirop antiscorbutique...	20 —
Infusion de pensées sauvages....	30 —

Brissaud.

I. Régime. — Un air pur et sec, dans un climat tempéré, à l'abri des brusques changements de température.

Une habitation, exposée à la fois au levant et au couchant, ni étroite, ni humide.

Le régime alimentaire se composera de viandes rôties, de légumes frais, de laitage, de vins généreux, etc.; mais la misère, neuf fois sur dix, est la cause du mal.

A défaut de ces moyens, recommander la gymnastique, qui procure une fatigue salutaire, favorise les fonctions cutanées, développe les muscles thoraciques et amplifie les mouvements respiratoires; les frictions sèches sur la surface tégumentaire, qui stimulent la circulation périphérique et régularisent la sécrétion épidermique; enfin les bains, médicamenteux ou non, mais administrés à température croissante.

II. Traitement. — Le traitement par les eaux thermales n'a de valeur qu'autant qu'il peut être suivi dans la station balnéaire même. Qu'on s'adresse aux sources des Pyrénées, de la Suisse ou de la Savoie, la vie au grand air, dans une atmosphère pure, pendant la belle saison, voici le principal bénéfice qu'on peut tirer de ces cures. Mais les bains de mer, à part quelques cas spéciaux, répondent mieux encore aux principales indications ; selon les circonstances, choisir entre la Méditerranée, la Manche et l'Océan.

Parmi les médications préconisées, les unes sont encore destinées à réveiller l'appétit, à stimuler les fonctions digestives : les amers, gland torréfié, feuilles de noyer, houblon, quinquina, gentiane;

les autres tendent à modifier le régime des fonctions assimilatrices par une sorte de propriété spécifique. L'iode, sous toutes ses formes, répond à cette indication : l'iodure de fer, l'iodure de potassium, l'iode métallique.

L'huile de foie de morue produit des résultats plus merveilleux encore. Dose quotidienne de 50 à 60 grammes. Le malade en prendra autant qu'il en pourra supporter sans préjudice pour son appétit et la régularité de ses fonctions digestives.

SÉBORRHÉE

E. Vidal.

Onctions avec :

Soufre précipité	15	grammes.
Beurre de cacao	12	—
Baume du Pérou	2	—
Huile de ricin	50	—

E. Besnier.

S'il y a inflammation eczémateuse du cuir chevelu, prescrire :

Soufre	ãã 2 gr.
Oxyde de zinc	
Vaseline	40 —

Quinquaud.

Séborrhée de la face. — Scarifications.

Brocq.

Poudrer les parties malades avec :

Acide salicylique................	2	gr.
Chlorhydrate de pilocarpine.....	1	—
Soufre..........................	12 à 20	—
Borate de soude.................	5 à 10	—
Poudre d'amidon................	10	—
Poudre de talc..................	70	—

STOMATITE.

Legroux.

Stomatite impétigineuse. — Prescrire les badigeonnages au pinceau avec la solution de nitrate d'argent au vingtième, dans les cas d'ulcérations atones et rebelles.

Balzer.

Stomatite mercurielle. — Chaque matin, enlever avec une curette mousse les enduits qui siègent sur la muqueuse de la langue, sur les gencives, les dents et les joues; enlever ces enduits plusieurs fois par jour à l'aide d'un pinceau de coton hydrophile, imbibé de liquides antiseptiques (eau naphtolée, boriquée, eau de mélisse additionnée d'eau tiède, en parties égales); badigeonner la bouche avec cette eau plusieurs fois dans la journée.

Isoler les joues des dents et des gencives, à l'aide de *tamponnets de coton*, placés dans le repli gingival et même sous la langue. Ces pansements à demeure répondent à une indication formelle, car c'est surtout au contact des dents que se forment les ulcérations.

Sevestre.

Stomatite impétigineuse. — Après la chute des plaques, dans la période ulcéreuse, badigeonner les ulcérations avec la glycérine phéniquée à 10 pour 100, avec le naphtol camphré, le phénol sulforiciné à 20 pour 100, ou mieux, avec le salol sulforiciné, préparation aussi antiseptique mais moins douloureuse.

Employer les lotions chloralées, suivies d'une insufflation avec l'iodoforme pulvérisé.

J. Comby.

Stomatite impétigineuse localisée au bord libre des lèvres. — Au début, dans la période pustuleuse, lotions à l'eau boriquée, à l'eau salolée, à l'eau chloralée et, au besoin, avec la solution faible de liqueur de Van Swieten: puis, dans l'intervalle des lotions, protéger les régions malades par les badigeonnages avec la glycérine et les lavages répétés avec la solution aqueuse de chlorate de potasse à 5 pour 100.

La supériorité du chlorate de potasse ne semble pas établie ; c'est un médiocre agent antiseptique et il n'est pas indiqué, à cette période, de faire appel à ses vertus astringentes.

Dans la période croûteuse, il importe de provoquer la chute des croûtes, par le classique cataplasme de fécule arrosé d'eau boriquée et de panser la surface qu'elles recouvrent.

Stomatite impétigineuse des parois buccales, voile et piliers du palais, joues, etc. — Dès le début, dans la période des plaques, et pendant toute la durée de la maladie, irrigations chaudes et fréquentes avec l'eau boriquée, chloralée ou mieux salolée; le salol, maintenu en suspension dans le véhicule, ayant l'avantage de former un dépôt sur la muqueuse, circonstance favorable pour en réaliser l'antisepsie.

SUETTE.

Laboulbène.

Pratiquer des lotions répétées d'eau fraiche.

Prescrire la limonade vineuse et le sulfate de quinine.

Combattre l'oppression par des ventouses sèches.

SUEURS.

Straus.

La belladone, ou mieux, son alcaloïde, l'atropine, est l'agent antidiaphorétique par excellence, contre les sueurs des phtisiques, des rhumatisants, des hystériques, des convalescents. L'administration par la bouche est préférable à l'injection sous-cutanée, vu l'énergie de l'atropine. Commencer par 1/2 milligramme de sulfate d'atropine par jour, donné quelques heures avant le moment où la sueur s'établit. Si la dose est inefficace, augmenter graduellement jusqu'à 5 milligrammes.

Au bout d'un certain temps, chez les phtisiques, l'accoutumance se produit et l'atropine ne supprime plus les sueurs : alors suspendre pendant un certain temps le médicament, pour le reprendre plus tard.

SYCOSIS OU TRICHOPHYTIE DE LA BARBE.

Hardy.

Matin et soir, appliquer la pommade suivante:

N° 1.	Turbith minéral	2 gr.
	Camphre	1 —
	Vaseline	30 —
N° 2.	Soufre	2 gr.
	Axonge	30 —

E. Besnier.

Ne pas pratiquer des applications irritantes, qui ont pour effet d'enflammer la région et qui peuvent produire un phlegmon.

La barbe sera coupée avec des ciseaux et on se débarrassera des produits épidermiques et autres par des pulvérisations humides et des cataplasmes. A ce moment, on appliquera des bandes de tarlatane, recouvertes d'un mélange de :

Onguent diachylon	ââ P. E.
Huile d'olives	

et on épilera à la périphérie de tous les points qui environnent les taches.

La moustache n'est jamais atteinte ; ce qu'on y voit, c'est l'eczéma récidivant de la lèvre supérieure.

Quinquaud

Epiler les parties les plus atteintes.

Emplâtre de Vigo ou emplâtre rouge de Vidal.

Pommade avec :

Chrysarobine	5	grammes
Ichtyol	5	—
Acide salicylique	2	—
Vaseline ou lanoline	100	—

F. s. a.

Après une friction avec cette pommade, recouvrir la peau d'une feuille mince de gutta-percha.

Brocq.

Nettoyage complet et épilation des régions atteintes et des régions périphériques.

Ensuite lotions et pommades parasiticides.

SYNOVITE SYPHILITIQUE.

A. Fournier.

I. Traitement général. — Ne pas laisser l'affection empirer et devenir de plus en plus chronique.

Recourir aux spécifiques et aux toniques.

II. Traitement local. — En même temps, ne pas négliger le traitement local, qui consistera surtout en immobilisation, compression, révulsion, etc.

En général, cela suffit; cependant dans quelques cas particulièrement graves, par exemple dans ceux où il y a suppuration de l'article, il faut se résoudre à faire l'arthrotomie ou même la résection.

Peut-être, dans ces cas, les injections sous-cutanées de mercure auraient-elles quelque efficacité.

SYPHILIDES.

Alf. Fournier.

Syphilides tuberculeuses et ulcéro-crouteuses. — Elles se trouveront bien du traitement mixte (mercuriel et ioduré).

Syphilides papulo-hypertrophiques du scrotum. — Eviter généralement de les cautériser.

Voici quel doit être le traitement :

1° Lotions des plaies avec de l'hypochlorite de soude en solution aqueuse à 1/5 ;

2° Assèchement ;

3° Isolement avec du blanc de zinc pulvérisé, et par-dessus de la ouate ;

4° Suspensoir.

Au bout de quelques jours, les plaies se transforment en taches et disparaissent.

Syphilides tuberculo-ulcéreuses plantaires. — Elles sont réunies en bouquet, au nombre de 10, 20, 30, 40, sur un très petit espace.

Repos.

Prescrire le taffetas de Vigo et le pansement ouaté, des bains de pieds 2 fois par jour, et des bains généraux tous les 2 jours.

A l'intérieur, le malade prendra 2 pilules de Dupuytren et 2 à 3 grammes d'iodure de potassium par jour.

E. Besnier.

Syphilides tertiaires. — Prescrire :

Liqueur de Van Swieten..........	200 gr.
Iodure de potassium..............	50 —
Eau distillée.........................	800 —

Mêlez. Prendre une cuillerée à bouche, au commencement des deux principaux repas.

Cette solution remplace le sirop de Gibert, que certains malades supportent difficilement.

Mauriac.

Syphilides ulcéreuses. — Pommade avec :

Calomel	āā 1 gr.
Oxyde de zinc	
Vaseline blanche................	26 —
Amidon..........................	3 —

Sirop avec :

Biiodure de mercure.	10 centigr.
Iodure de potassium................	20 gr.
Sirop simple	200 —

2 à 3 cuillerées à bouche par jour, quelquefois plus.

Pour faire disparaitre les taches pigmentaires. laissées par certaines syphilides, faire des lotions avec :

Sublimé	20 centigr.
Chlorhydrate d'ammoniaque	60 —
Eau de Cologne..................	40 gr.
Eau distillée....................	100 —

Hallopeau.

Syphilides papuleuses généralisées et roséoles. — Les bains de sublimé conviennent, ils en hâtent la disparition et contribuent aussi à éteindre leurs nombreux foyers d'infection.

Syphilides localisées. — Les pommades mercurielles conviennent. S'il n'y a pas d'ulcération, les employer en frictions; l'onguent napolitain est la préparation préférable.

Comme moyen capable d'agir rapidement et énergiquement sur une manifestation localisée, injecter hypodermiquement une préparation mercurielle, telle que l'huile grise : l'employer à dose minime.

Syphilides des muqueuses. — Le nitrate acide de mercure est un moyen héroïque. On ne l'emploie pas assez souvent, par crainte de la douleur que provoque son application. La cocaïne permet de la réduire tellement qu'elle devient insignifiante.

Renoncer aux cautérisations avec le nitrate d'argent, médiocrement efficaces et les remplacer par le nitrate acide de mercure.

Syphilides des voies respiratoires. — Les combattre par l'inhalation de vapeurs obtenues en faisant tomber une pincée de cinabre sur une pelle rougie.

Syphilides ulcéreuses. — Les préparations qui ont l'iode pour principe actif sont utiles; c'est surtout à l'iodoforme qu'il faut recourir; son action est au moins égale à celle du mercure: il est en même temps antiseptique; il n'est contre-indiqué que dans le cas où l'étendue des surfaces ulcérées peut faire craindre la résorption du médicament en quantités excessives et l'apparition des phénomènes toxiques.

Syphilides fétides de la vulve, de l'anus et des extrémités. — Prescrire l'iodoforme.

Du Castel.

Syphilides secondaires érosives. — Elles disparaissent avec des soins de propreté et un peu d'oxyde de zinc.

Syphilides ulcéreuses. — Elles se trouvent bien de l'emploi de la poudre de salol, d'aristol.

Syphilides tertiaires ulcéreuses. — Elles bénéficient de l'addition d'un traitement local au traitement général: emplâtre de Vigo, pommades légèrement mercurialisées.

Balzer.

Syphilides vaginales. — I. Traitement prophylactique. — Soins de propreté constants, pour éviter que les liquides pathogéniques ne s'accumulent dans les culs-de-sac du vagin; injections de sublimé avec la canule vaginale.

II. Traitement général. — Celui de toutes les syphilides: pilules mercurielles, pilules de Dupuytren, sirop de Gibert, régime tonique, iodure de fer.

III. Traitement local. — Bains de sublimé avec canule vaginale ou injections vaginales au sublimé, ou cautérisations au nitrate d'argent (solution au 20e) et applications de tampons de glycérine résorcinée ou iodoformée.

Ce traitement fera disparaître les *plaques muqueuses* en trois semaines.

Syphilides ulcéreuses. — Faire localement des attouchements avec la teinture d'iode ou la solution argentique au 20e et appliquer dans le vagin quelques mèches de gaze iodoformée.

Les cautérisations énergiques avec des caustiques puissants, tels que le nitrate acide de mercure ou le chlorure de zinc, sont inutiles, sinon nuisibles.

Quinquaud.

Pour obvier aux inconvénients du mercure,

employer un emplâtre, dont voici la formule :

Emplâtre diachylon des hôpitaux.	3000	grammes
Calomel à la vapeur..............	1000	—
Huile de ricin......................	300	—

Délayer le calomel dans l'huile de ricin et le mélanger avec l'emplâtre. Faire le sparadrap au couteau ; on obtient ainsi 14 bandes de 3 mètres de long sur 0,20 de large ; 1 décimètre carré de ce sparadrap contient environ 1 gr. 20 de calomel. Découper des morceaux de 1 décimètre carré.

Savonner la peau du tronc, au niveau de la région splénique.

Appliquer au même endroit le diachylon, le laisser appliqué pendant huit jours.

Pratiquer le massage ; les séances durent une demi-heure ou trois quarts d'heure par jour, elles consistent en frictions profondes, étendues à tout le membre, et en pétrissages et malaxations de la peau préalablement saupoudrée de talc au niveau de chaque élément éruptif. Au bout de quatre semaines, les syphilides se sont beaucoup décolorées dans tous les points, aussi bien aux membres inférieurs qu'aux supérieurs. Certaines macules ont complètement disparu ; sur d'autres, on voit encore persister la rougeur.

Cesser pendant les huit jours suivants.

Puis réappliquer pendant huit autres jours et ainsi de suite.

S'assurer par l'examen des urines que le mercure, ainsi placé sur la peau, pénètre dans le milieu intérieur ; probablement le calomel se transforme en sublimé, au contact du chlorure de sodium des sécrétions cutanées ; mais cette pénétration ne se constate qu'au bout de quatre ou cinq jours, pour aller ensuite en augmentant, et elle se retrouve encore quelques semaines après la cessation du traitement.

On obtient d'aussi bons résultats qu'avec les préparations mercurielles classiques et les injections hypodermiques de sels de mercure.

Des *syphilides papulo-tuberculeuses*, des *roséoles*, des *syphilides en corymbes* ont complètement disparu huit à quinze jours après l'application du sparadrap.

Ce traitement est utile, en ce sens qu'à chaque instant il passe dans la circulation une dose infinitésimale de mercure, qui maintient les tissus sous l'influence de la même dose du médicament.

Il ne provoque ni salivation, ni éruption cutanée.

Si l'on veut obtenir une salivation légère, doubler la surface de l'emplâtre employé : même en laissant l'emplâtre à demeure, on n'observe qu'une stomatite des plus bénignes.

SYPHILIS

Alfred Fournier.

I. Traitement par le mercure. — Il y a quatre méthodes d'administration du mercure dans la syphilis : l'*ingestion*, les *frictions*, les *injections sous-cutanées* et les *fumigations*.

On ne doit pas choisir une de ces méthodes à l'exclusion des autres ; chacune d'elles a sa valeur, ses indications, et l'on doit se déterminer pour leur application selon les apparences du cas considéré. Il n'y a rien d'absolu et les indications varient.

a) Dans les cas graves, très graves, les *injections sous-cutanées* et les *frictions* s'imposent. Elles ont, en effet, l'avantage immense d'agir rapidement et énergiquement, ce qui est alors l'indication capitale.

b) Au contraire, si l'on se trouve en présence d'un cas ordinaire, si le traitement doit plutôt être prolongé qu'intensif, il serait mauvais de recourir à ces modes d'administration qui sont ennuyeux pour le malade ou qui exposent à des accidents divers, à des douleurs vives.

Les frictions sont encore inapplicables sur des sujets, qui, pour des raisons de convenances sociales ou de famille, veulent dissimuler leur maladie le mieux possible.

Dans ces conditions, il faut l'administrer *par les voies digestives.*

c) On ne peut plus y recourir lorsque l'état des voies digestives est mauvais, s'il y a de la dyspepsie, des troubles du côté de l'intestin; les *frictions* ou les *injections* reprennent donc toute leur valeur.

d) C'est encore les *frictions* et les *injections* qu'il faudra choisir lorsque le malade doit prendre en même temps divers médicaments : iodure de potassium, bromure de potassium. Il est, en effet, logique de ménager l'estomac, qui a déjà fort à faire.

e) Chez les enfants très jeunes, il faut à tout prix conserver l'intégrité des voies digestives. C'est le seul moyen d'éviter une terminaison fatale. Il faut donc, avec eux, choisir les *frictions.*

1° *Ingestion.* — Le *bichlorure* ou *sublimé* fait la base de deux préparations :

A. La *liqueur de Van Swieten,* qui est une solution de sublimé au millième. Chaque cuillerée à bouche de 16 grammes contient 16 milligrammes de sublimé et non 2 centigrammes, comme on le dit.

Ne donner la liqueur de Van Swieten, ni pure, ni dans l'eau, mais dans de l'eau sucrée, du thé, de l'eau et du rhum et surtout dans du lait. Celui-ci transforme le sublimé en albuminate de mercure, moins offensant pour l'estomac.

B. Les *pilules de Dupuytren* :

Bichlorure de mercure..........	1	centigramme.
Extrait thébaïque................	2	—
— de gaïac..............	4	—

Pour une pilule.

Il vaut mieux modifier ainsi la formule :

Bichlorure de mercure...........	ãã 1 centigr.
Extrait d'opium..................	

Pour une pilule.

Le *protoiodure de mercure* doit sa réputation à Ricord, qui l'a formulé ainsi :

Thridace................................	ãã 3 gr.
Protoiodure de mercure.................	
Extrait thébaïque..........................	1 —
Essence de roses..........................	1 —

Pour 60 pilules. Chaque pilule contient 0,05 de protoiodure.

Les pilules Ricord contenant trop d'opium, formuler ainsi :

Protoiodure de mercure........	5	centigrammes
Extrait d'opium................	1	—

Pour une pilule.

Prescrire des pilules fraîchement préparées et de

consistance molle, en ajoutant à la préparation une ou deux gouttes de glycérine.

Faire prendre le médicament immédiatement avant le repas ou au milieu de celui-ci.

La dose efficace devra être de 3 centigrammes de sublimé au moins chez l'homme, de 2 centigrammes chez la femme.

Prescrire le protoiodure jusqu'à 10 ou 12 centigrammes chez l'homme, 7 ou 8 centigrammes chez la femme.

Ne pas choisir l'un de ces sels à l'exclusion de l'autre; chacun a ses avantages et ses inconvénients.

Le sublimé est un toxique puissant, qui produit une phlegmasie gastro-intestinale. Même à petites doses, il conserve cette influence, qui, à dose thérapeutique, se traduit par des phénomènes gastriques plutôt que par des accidents intestinaux. Les malades qui prennent du sublimé souffrent de l'estomac. Cette action s'observe plus souvent chez la femme que chez l'homme, à doses non égales mais proportionnelles; aussi doit-on s'en *abstenir chez la femme.*

Le protoiodure est généralement mieux toléré. Quelquefois, il produit quelques coliques légères, de la diarrhée, mais ni gastralgie ni dyspepsie.

Il est plus ptyalique que le sublimé. Il irrite facilement les gencives. A quelle dose le *ptyalisme* se produit-il? D'abord, la bouche de la femme supporte moins bien que celle de l'homme le protoiodure, ce qui est surprenant, car la bouche de la emme est généralement mieux soignée que celle de l'homme et n'est pas irritée par le tabac. La dose de 10 centigrammes est une dose moyenne, bien tolérée par la bouche de l'homme; chez la femme, l'intolérance apparaît au delà de 7 à 8 centigrammes.

Au point de vue de l'effet thérapeutique, les deux sels se valent à peu près ; mais on peut obtenir des effets supérieurs avec le protoiodure, qui, étant mieux toléré, peut être prescrit à fortes doses.

2° *Frictions*. — Employer une pommade qui est composée en mélangeant :

Mercure...........................	āā P. E.
Axonge fraîche....................	

En moyenne, chez un adulte, 4 gr. de pommade sont suffisants ; quelquefois, on porte la dose à 6 ou 8 gr., mais alors on doit redouter la stomatite.

Les femmes supportent plus mal les frictions que les hommes, et la stomatite est plus fréquente chez elles.

Quant aux nouveau-nés, on peut, dans les cas ordinaires, aller jusqu'à 2 grammes, et dans les cas graves jusqu'à 3 gr.

Les frictions doivent être faites le soir, au moment du coucher, sur la surface du thorax, au-dessous des aisselles ; ne pas faire de frictions sur le scrotum, l'aine, l'aisselle et les régions pileuses ; on évite toute irritation de la peau, en frictionnant un jour le côté droit, et un jour le côté gauche ; dans le cas où cette précaution ne suffirait pas, on alternerait la face antéro-interne de la cuisse, avec la face antéro-interne du bras.

La friction doit être faite vigoureusement ; quinze minutes sont nécessaires pour 4 gr., trente minutes pour 8 gr.

Lorsque la pommade est restée à peu près huit heures en contact avec la peau, on l'enlève avec du savon, puis on essuie et on saupoudre de poudre de riz.

Faire prendre au malade deux bains d'amidon par semaine.

La durée du traitement est en général de 3 ou 4 semaines.

3° *Injections sous-cutanées* :

N° 1	Calomel....................	1 gr. 50
	Vaseline liquide	15 —
N° 2	Oxyde jaune de mercure.....	1 gr. 50
	Vaseline liquide.............	15 —

Une seringue Pravaz contient 10 centigr. de composé mercuriel.

Faire l'antisepsie de l'instrument et de la région. Le lieu d'élection pour l'injection est la fossette rétro-trochantérienne.

Pour la première injection, employer une demi-seringue.

Trois autres injections, faites de 15 jours en 15 jours, constituent tout le traitement.

4° *Fumigations.*

II. Traitement par l'iodure de potassium. — Administrer l'iodure de potassium de trois façons différentes :

1° Par la peau (injections sous-cutanées) ;

2° Par les voies inférieures (lavements) ;

3° Par les voies supérieures (ingestions) :

1° Par la peau, en *injections sous-cutanées*. N'employer ce moyen que rarement, car les injections déterminent la formation d'eschares ; aussi n'est-il utilisable que dans les cas de syphilis cérébrale avec accidents comateux.

2° Par les voies inférieures, en *lavements*. N'y avoir recours qu'en cas d'intolérance absolue. Commencer par débarrasser le rectum des matières stercorales par un lavement simple, puis administrer l'iodure à la dose de 2, 3, 4, et 5 grammes dans un quart de lavement, additionné de quelques gouttes de laudanum pour faciliter la tolérance.

3° Par les voies supérieures, en *ingestions*. C'est le véritable mode d'administration. Donner la préférence à la solution soit dans l'eau, soit dans un sirop approprié et formulé de telle façon qu'une cuillerée contienne un gramme d'iodure.

Exemples :

N° 1.	Eau distillée	500	grammes.
	Iodure de potassium	30	—
N° 2.	Sirop d'écorces d'oranges amères	500	grammes.
	Iodure de potassium	25	—

Ne jamais prendre ces solutions pures, mais étendues de la façon suivante : une cuillerée dans un demi-verre d'eau sucrée ou dans du lait, ou mieux encore dans de la bière.

La formule suivante est très bien acceptée :

Sirop simple	350	grammes.
Anisette de Bordeaux	150	—
Iodure de potassium	25	—

Diviser la dose quotidienne en plusieurs fractions, afin d'éviter l'intolérance gastrique, donner par exemple 3 grammes en deux ou trois fois, soit immédiatement avant les repas, soit pendant les repas.

Dose initiale pour un adulte, homme de force moyenne, 2 grammes par jour ; pour la femme 1 gr. 50 ; ces doses ne sont pas dangereuses et sont bien tolérées, beaucoup mieux que de petites doses de 20, 50, et même 75 centigrammes. Ne *jamais* dépasser 10 à 12 grammes.

III. TRAITEMENT MIXTE. — Dans la *syphilis tertiaire*, le traitement mercuriel doit suivre le traitement ioduré ; quoique chacun soit spécifique de sa période propre, ils peuvent servir néanmoins à d'autres périodes ; le mercure est un antisyphilitique de premier ordre à toutes les périodes et l'iodure peut être utile contre les accidents secondaires.

Mais ces deux remèdes sont-ils exclusifs l'un de l'autre ? Sont-ils des antagonistes ? Non, ils se prêtent un mutuel appui et de leur association combinée résulte le *traitement mixte.*

Comment le traitement mixte doit-il être administré ?

Deux procédés :

Dans l'un, prescrire le mercure et l'iodure de potassium dans une seule et même préparation ;

Dans l'autre, faire prendre ces deux médicaments séparément.

Le premier procédé est réalisé par le sirop de Gibert, qui est une mauvaise préparation, en raison de sa saveur abominable, de son action médiocre, chaque cuillerée renfermant 1 centigramme de mercure et 50 centigrammes de biiodure de mercure, on est obligé de prescrire un certain nombre de cuillerées, sous peine de donner des doses insuffisantes ; enfin il est mal toléré et facilement vomi par les malades.

Préférer le second procédé qui consiste à donner les deux médicaments séparément l'un de l'autre, et de la manière suivante : trois pilules de Dupuytren et 3 grammes d'iodure de potassium, les pilules étant prises avant le premier déjeuner du matin et le dîner, l'iodure avant le déjeuner de midi et le coucher.

Ce procédé permet mieux de graduer les doses, de les élever ou de les diminuer selon les indications ; il constitue un traitement énergique, qui ne fatigue pas et fait bénéficier le malade de la somme intégrale des deux traitements.

IV. Traitements successifs. — On peut prescrire l'emploi des préparations mercurielles pendant les deux premières années, mais avec des intervalles de repos succédant à des périodes de traitement actif de 2 mois, de 6 semaines ou de 1 mois. Plus tard, recourir à l'iodure et le donner également à intervalles espacés.

Cette méthode des traitements successifs paraît mettre à l'abri des accidents tertiaires, plus sûrement que celle qui consiste à interrompre le traitement, dès que la syphilis ne donne plus lieu à des accidents actifs ; plus sûrement aussi que l'emploi continu et prolongé du traitement anti-syphilitique.

Syphilis cérébrale. — Le traitement mixte est formellement indiqué.

Chaque soir, frictions pendant 15 minutes avec 6 grammes d'onguent mercuriel double laissé à demeure pour la nuit ; iodure de potassium, bains tièdes, électrisation et pointes de feu sur la colonne vertébrale.

Syphilis et grossesse. — Instituer le traitement mercuriel, dès le début de la grossesse, chez les femmes en puissance de syphilis.

L'influence du traitement spécifique chez les femmes enceintes se fait sentir de deux façons :

1° En diminuant la fréquence des avortements ;

2° En préservant souvent l'enfant de l'infection syphilitique.

Non seulement le traitement n'a pas une influence fâcheuse sur la mère et sur le fœtus, mais encore l'influence est des plus heureuses.

La proportion des avortements, chez les femmes enceintes syphilitiques qui sont traitées par l'iodure seulement, est de 30 pour cent, tandis que, chez celles qui sont soumises au traitement mercuriel, la proportion n'est que de 15 pour cent et chez celles qui ne font aucun traitement de 50 pour cent.

On doit commencer le traitement, dès que la syphilis a été constatée, et même, si l'on était appelé pour constater la syphilis des parents, avant que la conception ait eu lieu, on aura d'autant plus de chances d'agir efficacement pour la préservation de l'enfant qu'on s'y sera pris plus tôt.

Le traitement de la syphilis, chez la femme enceinte, doit durer au moins autant que la grossesse en tant que maladie pouvant provoquer l'avortement.

Le mercure seul, ou, quand il le faut, combiné avec l'iodure de potassium peut-être administré par les voies digestives.

L'une des préparations les plus anciennement employées est certainement la liqueur de Van Swieten, mais, chez la femme enceinte, le sublimé corrosif qui entre dans cette liqueur incite la muqueuse gastro-intestinale et bientôt n'est plus toléré.

Si l'ingestion du mercure sous ces dernières formes ne peut être continuée chez certaines malades, sous peine d'entraîner des inconvénients plus ou moins graves, il sera préférable de recourir aux frictions mercurielles.

Pour éviter la salivation, il faut faire laver la bouche des malades avec une solution de chlorate de potasse 4 à 5 fois par jour.

Syphilis des nourrissons. — Quelle doit-être la conduite du médecin consulté par une nourrice, au sujet d'un nourrisson qui lui est confié ?

Deux cas peuvent se présenter :

1er cas. — Une nourrice à la campagne, ayant remarqué des symptômes suspects chez l'enfant qu'elle allaite et dont la famille est absente, demande conseil au médecin de la localité. Celui-ci doit sans hésitation :

(*a*) Examiner l'enfant.

(*b*) S'il est atteint de syphilis, prescrire le traitement, ordonner de cesser l'allaitement, prévenir soigneusement la femme des dangers de contagion multiples que le nourrisson, même sevré, fera courir à son entourage.

Par contre, sans se soucier de l'interprétation qu'on pourra donner à ses réticences, il ne devra :

Ni donner la raison pour laquelle il fait cesser l'allaitement ;

Ni révéler le diagnostic de la maladie ;

Ni l'inscrire sur le livret de la nourrice.

Et cela, parce qu'en révélant d'une façon quelconque la maladie de l'enfant, il n'ajouterait rien à la préservation de la nourrice, et que d'autre part, il révèlerait du même coup la syphilis des parents dont le secret lui est rigoureusement imposé.

2e cas. — Une nourrice sur lieu, résidant dans une famille, a remarqué chez l'enfant des boutons suspects et vient demander s'il y a danger pour elle à continuer l'allaitement.

Refuser de donner la consultation, conseiller à la nourrice d'aller chercher la famille de l'enfant ou de provoquer une consultation du médecin de la famille, c'est l'exposer d'une façon certaine à la contamination. Cette femme, en effet, sait bien que la famille ne consentira pas à se soumettre à une pareille injonction ; elle se résignera, patientera et courra droit à la vérole.

Examiner l'enfant, et s'il est syphilitique, déclarer à la nourrice le danger qui la menace, tel est donc le seul parti que doive prendre ici le médecin.

Mais d'autre part il ne doit :

Ni donner le diagnostic de la maladie de l'enfant ;

Ni délivrer d'ordonnance pour celui-ci ;

Ni délivrer de certificat à la nourrice ;

Attendu que : *a*, la connaissance de la maladie est inutile à la préservation de la nourrice ; *b*, il n'a pas le droit de dire le nom de la maladie de l'enfant, puisque ce serait révéler la maladie des parents, dont il a eu connaissance dans l'exercice de sa profession ; *c*, le certificat n'aurait rien à voir avec le but poursuivi et pourrait être exploité par la nourrice comme moyen de chantage ou d'intimidation envers la famille du nourrisson.

E. Besnier.

Syphilis pendant la grossesse. — Administrer les toniques et les agents spécifiques.

I. Médication tonique. — Bonne alimentation, sirop d'iodure de fer, préparations de quinquina.

II. Médication spécifique. — Tous les jours, administrer une des pilules suivantes :

Bichlorure de mercure........		1 cent.
Glycérine.....................		Q. S.
Extrait thébaïque............	àà	5 milligr.
— de gentiane.........		

F. S. A. une pilule. L'adjonction de la glycérine a

pour but de rendre la pilule de consistance molle.

En même temps, prescrire l'iodure de potassium, à la dose de un demi-gramme à 1 gramme.

Continuer le traitement, pendant toute la durée de la grossesse ; l'augmentation du poids de la malade sera la mesure de son efficacité.

Laboulbène.

Prendre, matin et soir, une pilule ainsi composée:

Onguent mercuriel double..............	4 gr.
Savon amygdalin......................	2 —
Extrait de quinquina..................	1 —
Extrait gommeux d'opium..............	1 —
Guimauve avec le sirop simple..........	Q. S.

Pour 40 pilules de 25 centigr. chacune.

Dieulafoy.

Syphilis tertiaire du poumon. — Iodure de sodium, à la dose de 10 à 15 grammes.

Au traitement spécifique, ajouter des fortifiants : sirop d'iodure de fer, arsenicaux, etc.

Dujardin-Beaumetz.

Faire tous les jours, ou tous les 2 ou 3 jours, une injection avec :

Peptone en poudre.......... } Chlorure d'ammonium pur... }	àà 0 gr. 30
Sublimé..........................	0 — 20
Glycérine........................	5 —
Eau	15 —

Une seringue contient 1 centigr. de sublimé.

Jules Simon.

Syphilis acquise de l'enfant. — Elle résulte soit de l'infection au moment de l'accouchement, la mère ayant contracté la syphilis à la fin de la grossesse, soit de l'infection de l'enfant par la nourrice ou une autre personne.

Elle diffère de la syphilis héréditaire.

1° *L'enfant est âgé de cinq à six semaines.* — La liqueur de Van Swieten est préférable aux autres préparations, la prescrire ainsi :

Liqueur de Van Swieten...	15 à 20 gouttes.

A prendre dans les 24 heures, par trois ou quatre gouttes, dans du lait.

On peut y joindre l'usage des frictions mercurielles, que l'on formulera ainsi :

Onguent napolitain........	2 grammes.
Lanoline................	6 —

Mêlez pour six doses. Chaque dose doit être isolée et enveloppée dans un papier paraffiné.

Une dose chaque jour en friction sous les aiselles

Après deux à quatre jours, on administrera un bain tiède.

Les bains de sublimé sont utiles, surtout dans les cas rebelles; il faut les répéter tous les trois jours; pendant la durée de l'immersion dans l'eau, éviter la déglutition par l'enfant de quelques gouttes du liquide toxique.

Voici la formule de la solution mercurielle, dont on additionnera chaque bain :

Sublimé corrosif................	0 gr. 20
Hydrochlorate d'ammoniaque....	1 —
Eau distillée..................	120 —

2° *Si l'enfant est âgé de plus de six mois.* — S'il est élevé au biberon, additionner le lait de sirop de Gibert: Un tiers de cuillerée à café de sirop de Gibert, à prendre dans les vingt quatre heures par doses fractionnées et véhiculées dans l'eau.

Si l'enfant est nourri au sein, administrer une potion, dont chaque cuillerée à bouche contient :

Sel mercuriel.....................	1 cent.
Iodure de potassium ou de sodium...	1/2 cent.

L'iodure de sodium est souvent mieux toléré que l'iodure de potassium.

Voici une formule que l'on peut utilement employer:

Biiodure de mercure..............	10 cent.
Iodure de sodium.................	5 —
Eau distillée.....................	Q. S.
Sirop de fleurs de pensées sauvages.	210 gr.

Pour la posologie de cette préparation, on peut prescrire, suivant l'âge de l'enfant.

Une demi-cuillerée à café pour un enfant d'un an.
1 cuillerée à café pour un enfant de 2 à 3 ans.
2 cuillerées à café pour un enfant de 3 à 5 ans.
3 cuillerées à café pour un enfant de 5 à 8 ans.

Ou bien encore prescrire le calomel par prises, à raison de 1 centigramme :

Calomel........................	0 gr. 01 cent.
Sucre blanc.....................	1 —

F. S. A. pour un paquet.

Chez les enfants, après sevrage, l'association du fer aux préparations mercurielles est utile. Dans ce but, on peut adopter la poudre composée suivante :

Calomel au protoiodure d'hydrargyre.	0. 01 cent.
Saccharure de carbonate de fer.....	0. 02 cent.

F. S. A. pour un paquet.

En faisant varier les doses, on les proportionnera aisément à l'âge de l'enfant.

Lancereaux.

Syphilis héréditaire des poumons. — Le traitement sera prompt et énergique.

Le plus souvent chez l'adolescent, et à plus forte raison chez l'adulte, le mercure et l'iodure de potassium, même à dose convenable, ne parviennent pas à faire disparaître entièrement la lésion pulmonaire, ce dont il est facile de se rendre compte, si l'on remarque qu'au bout d'un certain temps la sclérose syphilitique s'organise en un tissu définitif qui ne laisse plus de prise aux agents thérapeutiques, incapables de transformer ce tissu, ainsi qu'il arrive lorsqu'il s'agit d'éléments jeunes et agglomérés sur un point circonscrit.

Mais leur action n'est pas moins utile, car en combattant ces derniers, ils arrêtent le processus syphilitique.

Mauriac.

Restreindre l'emploi du traitement aux périodes d'activité de l'infection et le suspendre après la disparition des accidents apparents.

I. Préparations mercurielles. — Il faut préférer la forme pilulaire :

N° 1.	Protoiodure d'hydrargyre....	0.03 centigr.
	Extrait thébaïque............	0.01 —
	Extrait de quinquina.........	0.06 —

Pour une pilule. De une à cinq par jour.

N° 2.	Sublimé................	} àà 0.01 centigr.
	Extrait thébaïque........	
	Extrait de quinquina....	0.06 —

Pour une pilule. De une à quatre quotidiennement.

II. Préparations iodurées. — C'est sous la forme liquide qu'on doit toujours les ordonner.

Iodure de potassium.............	20 grammes.
Sirop ou eau distillée............	200 —

Dose : une à deux cuillerées à dessert par jour.
Ou bien :

Biiodure d'hydrargyre............	0 gr. 10
Iodure de potassium..............	20 —
Eau distillée.......................	200 —

Même dose.

On réservera aux cas très graves, aux formes malignes, les frictions mercurielles et l'administration de l'iodure de potassium aux doses quotidiennes de 4 à 6 grammes.

Il convient souvent alors d'alterner l'emploi des frictions mercurielles et celui de l'iodure de potassium ; huit jours de mercurialisation, huit jours d'iodisation.

Hallopeau.

Accidents locaux de la syphilis. — Si l'on veut exercer une action énergique et profonde, recourir aux caustiques, dont les plus usités sont le nitrate acide de mercure et le sublimé en poudre.

Le sublimé en poudre exerce une action caustique qui doit être surveillée de près, en raison des phénomènes de dermite qu'elle provoque à sa périphérie. La limiter à la partie que l'on veut atteindre.

Prescrire les applications permanentes de sublimé en solution au 1/3000 et au 1/5000, suivant la sensibilité du sujet et son mode de réaction; recouvrir les parties malades de ouate, de charpie ou de compresses imprégnées de cette solution, puis de taffetas gommé; il en résulte une espèce de bain local permanent : c'est un modificateur très utile.

Ulcérations syphilitiques. — Le même traitement peut être appliqué aux *ulcérations syphilitiques.*

Nullement douloureux, d'un usage facile, il constitue un moyen sûr d'améliorer l'état des parties et de transformer l'ulcération en une plaie simple.

Quinquaud.

Syphilis primaire. — TRAITEMENT LOCAL. — Badigeonnages cocaïnés (1/10). Cautérisation au tartrate ferrico-potassique (1/10).

Syphilis secondaire. — Si l'estomac ne tolère pas les pilules de protoiodure, prescrire l'emplâtre au calomel.

Emplâtre diachylon..............	3.000 gr.
Calomel..........................	1.000 —
Huile de ricin.....................	300 —

Fixer l'emplâtre sur une toile emplastique.

Appliquer sur les parties latérales du thorax de 10 à 40 centimètres carrés de l'emplâtre, suivant que le malade est plus ou moins susceptible.

Renouveler l'emplâtre chaque semaine.

Jullien.

Pilules ou injections de succinimide mercurique.

Les pilules contiennent 2 à 3 centigrammes de succinimide mercurique : les malades en prennent 2 par jour ; elles n'ont jamais déterminé de stomatite.

Pour les injections hypodermiques, se servir d'une solution contenant 20 centigrammes de ce sel pour 100 grammes d'eau distillée et bouillie correspondant à 2 milligrammes par centimètre cube. La dose quotidienne est 1, 2 et 2 milligrammes et demi, dose qu'il ne faut pas dépasser.

Le lieu de prédilection pour les injections est dans la profondeur des muscles de la région fessière.

Les injections ont toujours été bien tolérés. Le médicament est actif et passe bien dans l'urine.

Le nombre des injections nécessaires varie avec les sujets ; il peut être de 22, 25, 32 et même 45.

Préférer cette préparation aux injections de calomel, quand les reins sont malades.

Burlureaux.

Chez les syphilitiques, dont l'estomac ne tolère pas le mercure, prescrire les injections sous-cutanées suivantes :

Bichlorure de mercure...........	1 gramme.
Préalablement dissous dans éther.	5 —
Huile d'olives stérilisée..........	2500 —

A la dose de 30 à 60 grammes par jour ; injecter lentement avec un appareil spécial.

En donnant une dose *quotidienne*, on évite les dangers que peuvent faire courir aux malades les injections massives, soit de mercure métallique (méthode de Lang), soit de calomel. On évite aussi la salivation et les éruptions hydrargyriques. Enfin on nourrit le malade par l'huile que sa peau digère. Mais ces injections étant douloureuses et provoquant souvent de la diarrhée ne doivent pas être longtemps continuées.

Ce n'est pas en s'attaquant au chancre qu'on peut juguler la maladie, mais on pourrait l'atteindre à sa première étape, c'est-à-dire quand elle est encore cantonnée dans les ganglions avoisinant le chancre. Ces ganglions, qui opposent une barrière momentanée à l'envahissement microbien, pourraient être rendus stériles par des injections faites dans leur profondeur avec du bichlorure de mercure. Cette tentative thérapeutique n'aurait du moins rien d'irrationnel et ne serait pas dangereuse, si nous en jugeons par la tolérance des injections sous-cutanées de sublimé que nous faisons couramment avec de l'huile mercurielle.

Balzer.

I. Traitement par le benzoate de mercure. — 1° *Injections*. — On fait dissoudre le benzoate de mercure dans l'eau légèrement chlorurée :

Chlorure de sodium.......	10 centigr.
Eau..........................	40 —

L'injection sous-cutanée doit être faite dans le tissu cellulaire sous-cutané, aussi loin que possible de la face profonde du derme, avec une aiguille bien acérée.

L'injection ne donne lieu à aucun accident local (escarre, abcès). Les infiltrats sont rares et ne persistent jamais que quelques jours.

Les personnes maigres, à peau souple, facilement plissable, supportent plus facilement les injections que les sujets gras, dont les mailles du tissu cellulaire sont comblées par la graisse. Le benzoate injecté ne diffuse pas alors avec facilité et donne lieu à une réaction locale appréciable (tension, douleurs légères, infiltrat).

Les places d'élection pour les injections sous-cutanées sont : le dos, les lombes, les hypochondres, les fesses, derrière les grands trochanters.

La quantité injectée tous les jours doit-être celle d'une seringue de Pravaz et demie (ce qui donne 1 centigr. de benzoate). Il faut 15 à 30 injections pour faire disparaître les manifestations syphilitiques de moyenne intensité. Dans les cas graves, il a fallu de 40 à 50 injections.

On cessera le traitement dès qu'apparaîtra le moindre signe de stomatite, le gonflement des gencives, l'endolorissement des dents.

Le traitement par le benzoate de mercure est indiqué toutes les fois que les voies digestives ne sont pas en parfait état, que les dents sont altérées : bref, dans tous les cas où les injections de sels insolubles, les frictions et les pilules sont contre-indiquées. Le mercure est vite absorbé et rapidement éliminé chaque jour. On n'a pas à craindre les accumulations.

Le principal inconvénient provient du nombre des piqûres et de l'instabilité de la préparation lorsqu'on y introduit la cocaïne.

Les injections ne donnent lieu à aucun trouble gastrique, ni intestinal, ce qui permet de faire suivre au malade un traitement tonique sans crainte de surcharge médicamenteuse par la voie stomacale (sirop d'iodure de fer ioduré, etc.).

Le benzoate de mercure, quoique ne possédant pas toutes les qualités que l'on devrait trouver dans ce mode d'administration du mercure, (inaltérabilité de la préparation, absence totale de douleur, de complications locales et générales, possibilité pour le malade de faire les injections lui-même), est plus avantageux que le sublimé, la peptone mercurique, etc., et cela, grâce à sa faible action coagulante sur l'albumine des tissus et des nerfs principalement.

Cette dernière propriété nous explique le peu d'intensité des réactions locales (douleurs, infiltrat).

2° *Voies digestives.* — Administrer le sirop suivant :

Sirop de benzoate de mercure :

Benzoate de mercure.......	0 gr. 40
Iodure de potassium........	20 —
Eau distillée...............	25 —
Sirop simple...............	1000 —

Mêlez. Une cuillerée à soupe par jour.

Ce sirop ne provoque pas de vomissements ni de douleurs gastralgiques, comme le sirop de Gibert.

II. Traitement par l'huile grise benzoïnée. — Prescrire l'huile grise benzoïnée de Lang :

Mercure purifié..................	20 grammes.
Teinture éthérée de benjoin.......	5 —
Vaseline liquide..................	40 —

Cette préparation est longue et difficile; mais elle donne un produit parfaitement homogène, de coloration gris ardoise, très fluide, qui peut se conserver indéfiniment sans subir d'altération. Une seringue de Pravaz de 1 centimètre cube contient exactement 36 centigrammes de mercure métallique.

Dans le cas où le temps ferait défaut, remplacer l'huile d'olives par l'huile de vaseline.

Injecter le produit ainsi préparé, soit dans le dos, soit dans les fesses.

Feulard.

Faire ingérer aux syphilitiques du sérum de chien, dans lequel on a mis du sublimé dans la proportion de 1/2000e ; les malades prennent 2, 3, 4 cuillerées de ce sérum dans du lait, ce qui répond à une et 2 cuillerées de liqueur de Van Swieten.

Le médicament est admirablement supporté par l'estomac et le mauvais goût du sublimé est suffisamment masqué.

Les malades voient aussi leur poids augmenter.

SYPHILOME LINGUAL.

Hardy.

Le traitement iodo-mercuriel est parfois nocif pour la langue.

Abandonner le mercure et employer le chlorate de potasse, et les cautérisations.

SYPHILOSE RÉNALE.

Ch. Mauriac.

I. Traitement local. — L'iodure est le spécifique par excellence.

Les indications de l'hydrargyre sont beaucoup plus restreintes.

II. Traitement général. — Le traitement antisyphilitique ne devra point faire négliger le traitement ordinaire de la *maladie de Bright*, c'est-à-dire le régime lacté, les frictions et les massages, pour entretenir ou réveiller les fonctions de la peau, les purgatifs drastiques dans l'*urémie*, la digitale, le tannin, etc.

Être sobre de médicaments, parce que, incomplètement éliminés par les reins malades, ils pourraient provoquer des phénomènes d'intoxication.

Ne pas oublier les indications fournies par l'œdème excessif des extrémités inférieures et l'abondance de l'ascite. Y remédier par des mouchetures et par la paracentèse, etc.

SYPHILOSE LARYNGÉE.

Ch. Mauriac.

I. Traitement général. — Administrer simultanément le mercure et l'iodure. Toutefois, le dernier semble agir avec plus de promptitude que le premier, à la condition de le donner d'emblée à une forte dose (3 ou 4 grammes au moins).

L'iodure présente-t-il quelques dangers? Y a-t-il des restrictions à son emploi? Ne pas craindre de guérir trop vite les ulcérations et de favoriser ainsi la formation d'une sténose cicatricielle, à laquelle le malade n'aurait pas le temps de s'accoutumer. Mais le médicament congestionne rapidement la muqueuse laryngée, comme celle des yeux et du nez. Ce sont là des effets physiologiques, immédiats, brusques, violents, qui arrivent à produire une sorte de pseudo-grippe, dont les symptômes inquiètent.

Dans les sténoses aigües, dans les paralysies bilatérales des dilatateurs, il serait imprudent d'augmenter la congestion qui existe déjà, ou d'en créer une qui diminuerait encore le faible hiatus linéaire séparant le bord libre des cordes vocales paralysées.

Ces éventualités doivent faire renoncer à ce précieux agent. Mais de pareils cas sont rares, et la contre-indication formelle de l'iodure est exceptionnelle.

Il n'en est pas de même du mercure. L'employer largement en frictions ou en injections de calomel. Pousser le traitement avec vigueur, surtout si on ne peut pas recourir à l'iodure. — Dans le cas contraire, la médication iodurée primera la médication hydrargyrique.

S'il y a des pseudo-phlegmons, appliquer des vésicatoires pansés à l'onguent napolitain.

II. Traitement topique. — Attouchements intra-laryngiens avec la cocaïne et la morphine, ou des glycérolés iodo-opiacés ; parfois, cautérisations au nitrate acide de mercure ou au galvano-cautère.

Si la dyspnée est extrême et qu'il y ait du sifflement laryngo-trachéal, la sténose ne sera vaincue que par la trachéotomie, mais à la condition de continuer la médication spécifique.

TACHES DE LA GROSSESSE, CHLOASMA

E. Besnier.

Frictionner d'abord la peau avec le savon mou de potasse, jusqu'à ce qu'elle présente un certain degré d'irritation.

Ensuite, prescrire la pommade suivante :

Onguent de Vigo..............	15 grammes.
Vaseline.....................	15 —

Etendre cette pommade sur une mousseline, appliquer la mousseline sur la peau et la recouvrir de taffetas gommé.

Le matin, nettoyer la peau à l'eau chaude.

Pendant le jour, pour dissimuler l'effet de la médication, appliquer sur la peau une pommade composée de :

Carbonate de bismuth...........	10 grammes.
Kaolin.........................	10 —
Vaseline.......................	40 —

TACHES DE ROUSSEUR OU EPHELIDES

Alf. Hardy.

N° 1	Bichlorure de mercure........	4 grammes.
	Sulfate de zinc..............	8 —
	Alcool camphré...............	10 —
	Eau distillée................	300 —

Faire dissoudre.

On coupe avec deux ou trois parties d'eau, on imbibe une petite éponge avec la solution, et on fait des lotions tous les jours, pour combattre les taches de rousseur.

Sous l'influence de ces lotions, il se produit une légère excoriation de l'épiderme et les taches disparaissent momentanément.

C'est cette lotion qui se vend dans le commerce, sous le nom d'*eau antéphélique*.

N° 2	Sublimé	1 gr.
	Sulfate de zinc	2 —
	Acétate de plomb	2 —
	Eau de roses	250 —

Constantin Paul.

Faire des lotions avec :

N° 1	Borate de soude	50 gr.
	Eau de roses	500 —
N° 2	Sublimé	1 gr.
	Alcool	Q. S.
	Eau distillée	600 gr.

Dujardin Beaumetz.

N° 1	Borax en poudre	6 gr.
	Eau chaude	100 —
N° 2	Borax	5 gr.
	Eau de roses }	ãã 50 —
	— de fleurs d'orangers }	
	Teinture de Benjoin	1 —

TEIGNE TONDANTE OU TRICHOPHYTIE DU CUIR CHEVELU.

Hardy.

Pommade au turbith camphré :

Turbith minéral	2 grammes
Camphre	1 —
Vaseline	30 —

Alf. Fournier.

Le traitement rapide de cette lésion cutanée consiste en badigeonnages à la teinture d'iode, mais on peut enrayer aussi la maladie en faisant des onctions le soir sur la partie malade avec la pommade suivante :

Turbith minéral................	1 gr.
Vaseline.......................	10 —

On enlève la pommade le lendemain matin à l'aide de savonnages légers et, dans la journée, on lotionne 2 ou 3 fois la plaque trichophytique avec de la liqueur de Van Swieten. Les bains sulfureux agissent aussi très bien.

Lailler.

Frictionner, matin et soir, les parties malades et épilées avec un linge imprégné de la préparation suivante :

Eau........................	950 gr.
Glycérine..................	50 —
Bichlorure de mercure........	1 —
Chlorhydrate d'ammoniaque...	1 —

Ensuite recouvrir la tête avec le linge dont on s'est servi pour la friction, puis d'un bonnet.

Laver le cuir chevelu une fois par semaine.

Continuer le traitement pendant douze à quinze mois.

E. Vidal.

Couper les cheveux aussi ras que possible.

Faire un lavage préalable de la tête avec l'essence de térébenthine : faire ensuite une friction de tout le cuir chevelu avec la teinture d'iode, en deux ou trois fois, afin de ne pas recouvrir une surface cutanée trop considérable, ce qui pourrait avoir des inconvénients au point de vue de l'absorption.

Faire ensuite des onctions deux fois par jour avec de la vaseline iodée à 1 0/0, dont on étend une épaisse couche sur les plaques malades.

Recouvrir la tête avec une calotte de caoutchouc ou de gutta-percha.

Renouveler le pansement matin et soir; savonner la tête le matin.

En procédant ainsi, on utilise l'action de substances antiparasitaires, comme l'essence de térébenthine et la teinture d'iode. De plus, par l'application de la vaseline et l'emploi du caoutchouc, le trichophyte, qui est aérobie, est privé d'oxygène et se trouve dans de mauvaises conditions pour se développer.

Cette méthode abrège la durée du traitement.

Ernest Besnier.

Couper les cheveux ras, et les maintenir rasés pendant la durée du traitement.

Pratiquer l'épilation dans une zone de 6 à 8 millimètres autour des plaques; enlever à l'aide de la curette tous les cheveux cassés et les produits grisâtres accumulés au niveau des plaques.

Faire des lavages, tous les matins, avec de l'eau chaude boriquée au 200e, additionnée de savon, dans la proportion convenable, d'après l'irritation du cuir chevelu.

Tous les soirs, frictionner les points malades avec une pommade à la vaseline, contenant une petite quantité d'acétate ou de sulfate de cuivre, de 0,50 à 1 p.100.

Recouvrir les plaques trichophytiques à l'aide d'emplâtre de Vigo.

Surveiller le malade, de manière à ne pas avoir de dermite.

Si le cuir chevelu a de la tendance à s'enflammer, se borner à employer une pommade à la vaseline, renfermant un vingtième d'acide borique.

Hallopeau.

Couper les cheveux ras, aux ciseaux, toutes les semaines.

Savonner tous les matins le cuir chevelu avec du savon noir.

Après avoir essuyé, frictionner avec :

Alcool camphré.............	125	grammes.
Essence de térébenthine....	25	—
Ammoniaque liquide	5	—

Une demi-heure après, faire des onctions, avec de la vaseline iodée à 1 p. 100 ;

Recouvrir la tête d'une calotte de caoutchouc pendant toute la journée ;

Le soir, faire de nouvelles onctions avec de la vaseline iodée.

Du Castel.

Epilation avec la pince.

Badigeonnages iodés.

Injections intra-dermiques avec :

Sublimé........................	0 gr.01
Acide lactique..................	0 — 40
Chlorhydrate de cocaïne.........	1 —
Alcool..................... }	àà 30 —
Eau....................... }	

Tenneson.

1° Épiler soigneusement les plaques et leur périphérie.

2° Savonner, le matin, au savon noir.

3° Faire une lotion au sublimé au 1000e.

4° Appliquer une pommade soufrée renfermant 6 gr. de soufre pour 25 gr. d'excipient.

Lorsque les cas sont rebelles, remplacer les applications de pommade soufrée par des badigeonnages de teinture d'iode que l'on pratique tous les 2 jours, si le malade peut les supporter.

Quinquaud.

I. Traitement local. — Ne pas épiler.

Tous les matins, laver la tête avec une solution de sublimé à 1 pour 1.000.

Couper les cheveux très ras avec des ciseaux.

Avoir soin de ne pas étaler les cheveux malades sur le reste de la tête (sinon on produit des auto-inoculations.

Pratiquer sur les plaques roussâtres légèrement saillantes, où la végétation cryptogamique est alors abondante, un grattage énergique avec une curette particulière, une rugine spéciale, une sorte de grattoir à lame peu tranchante et courbée sur le manche métallique à angle de 45 degrés. A l'aide de ce raclage, on met le derme à nu, on entraîne les squames superficielles et avec elles des cheveux brisés, malades, et une certaine quantité de végétations de l'épiderme.

Aussitôt après le raclage, lotionner toute la tête et particulièrement les parties atteintes avec une solution forte de bicarbonate de soude.

Puis faire une friction générale avec la lotion mixte suivante :

Biiodure d'hydrargyre.......	15 c.
Bichlorure d'hydrargyre.....	1 gr.
Alcool à 90°................	40 —
Eau distillée...............	250 —

Mêler dans un mortier, ajouter l'alcool pour dissoudre, puis l'eau.

Faire ensuite une onction avec :

Acide chrysophanique.......	2 gr.
Acide salicylique..........	2 —
Acide borique..............	2 —
Vaseline...................	100 —

Recouvrir la tête avec une feuille de caoutchouc que l'on maintient appliquée sur les régions frontales, afin d'éviter l'action irritante de l'acide chrysophanique sur les yeux ; de cette manière, les parasites sont soustraits à l'action de l'air, ce qui facilite leur destruction.

Remettre de la pommade tous les deux jours ; si l'irritation est trop vive, suspendre plusieurs jours, puis y revenir pendant un mois.

Faire l'examen de la tête tous les jours.

On attend ensuite une semaine environ, quelquefois plus, et, dans l'intervalle, on gratte une ou deux fois, enfin l'on termine par une épilation.

Au bout de huit jours, le premier nettoyage a rendu les cheveux moins friables, moins cassants, et l'épilation se fait dans de meilleures conditions.

Suivant la présence ou l'absence de cheveux engainés et de végétations cryptogamiques à la surface de l'épiderme et des cheveux (après examen histologique), on rugine tous les huit, douze, quinze jours, de façon que l'on ait fait trois grattages en trois semaines.

Cette ablation de l'épiderme est peu douloureuse; en général les enfants la supportent bien.

C'est à peine s'il survient un peu d'inflammation ; dans quelques cas cependant on est obligé de faire du stypage au chlorure de méthyle ou l'anesthésie par la cocaïne. La rugine doit enlever l'épiderme siégeant autour des lésions apparentes dans l'étendue d'un centimètre environ.

On termine le pansement par une friction à la lotion mixte.

On applique ensuite une rondelle d'emplâtre mixte, fait avec :

Biiodure d'hydrargyre......	0 gr. 15
Bichlorure d'hydrargyre....	1 —
Emplâtre simple............	250 —

De cette manière, le trichophyton est soustrait à l'action de l'air et reste en contact permanent avec les agents parasiticides ; sous l'influence de ces topiques, la teinte grisâtre et l'aspect granité de ces plaques s'atténuent et cessent assez rapidement.

Les premières applications peuvent provoquer quelques pustulettes; aussi, afin d'éviter toute action tant soit peu nuisible, faut-il ne laisser l'emplâtre en place que pendant quarante-huit heures, cesser deux jours, puis y revenir de nouveau.

La quatrième semaine, prescrire les applications de pommade aux trois acides (borique, salycilique et chrysophanique) ; ces applications se font pendant deux jours consécutifs, puis on revient pendant quatre jours à la solution mixte pour reprendre à nouveau la pommade aux trois acides et ainsi de suite.

La quatrième semaine, ordonner également l'épilation qui sera répétée une ou deux fois.

Cette méthode ne doit être employée qu'avec précaution, sous peine de provoquer des poussées inflammatoires qui peuvent compromettre la vitalité des bulbes pileux.

Ce traitement, dont la durée oscille entre trois et cinq mois, a décuplé le chiffre des guérisons.

II. Prophylaxie. — En ville, 1° isoler les teigneux dans le sens strict du mot;

2° Désinfecter à l'étuve (10 minutes à 50°) les objets en contact avec la tête des teigneux ; ou faire désinfecter ces objets tous les jours dans l'eau bouillante (de 20 minutes à une demie heure).

Dans les établissements d'instruction :

1° ne jamais admettre un enfant sans certificat du médecin ;

2° tenir les cheveux courts autant que possible, afin de pouvoir mieux surveiller le cuir chevelu ;

3° nettoyer la tête à l'eau chaude tous les deux jours ;

4° donner à chaque enfant sa brosse et son peigne ;

5° faire inspecter l'établissement tous les quinze jours au moins (mieux vaudrait tous les dix jours, durée d'incubation du tricophytre) ;

6° lorsqu'un enfant a la tondante, l'exclure (école) où l'isoler complètement (orphelinat, internat) et désinfecter les objets qui lui servent.

Brocq.

I. Traitement prophylactique. — Empêcher les contaminations des personnes qui ont des apports avec le malade. La prophylaxie se résume dans un *isolement rigoureux*. Exclure des écoles tout enfant atteint.

Raser la tête, la savonner tous les matins, la recouvrir d'un enduit imperméable, soit sur les plaques seules, soit sur tout le cuir chevelu.

Quand l'enfant se trouvera avec d'autres enfants, il ne devra se découvrir sous aucun prétexte.

II. Traitement local. — Raser, ou au moins couper aux ciseaux les cheveux aussi ras que possible.

Savonner le cuir chevelu avec de l'eau chaude, du savon ordinaire, du savon au goudron ou au naphtol.

Circonscrire les plaques et pratiquer l'*épilation* autour des plaques.

Après l'épilation, lotionner les régions épilées avec la solution suivante :

Sublimé	1 gr.
Glycérine..........................	100 —
Eau	400 —

On augmente ou on diminue la dose de sublimé suivant la tolérance du cuir chevelu,

Quelques heures après, enduire les régions épilées avec :

Turbith minéral..................	1 gr.
Huile d'amandes douces .... }	àà 4 —
Glycérine.................. }	
Axonge..........................	30 —

Faire, matin et soir, les lotions au sublimé et les onctions avec la pommade au turbith. Répéter l'épilation trois ou quatre fois au moins.

Faire, après épilation, des lotions sur les plaques, deux fois par jour, avec le mélange suivant :

Sublimé....................	1 gr.
Eau........................	400 —
Glycérine..................	100 —

M. s. a. — Augmenter ou diminuer la dose de sublimé, suivant la tolérance du cuir chevelu.

Puis frictionner, également matin et soir, les plaques malades avec la pommade suivante :

Turbith minéral...........	1 à 2 gr.
Lanoline..................	30 —
Vaseline..................	10 —

M. s. a. — Savonner la tête toutes les fois que c'est nécessaire ; épiler de nouveau, dès qu'on le peut.

Au bout de deux ou trois mois de ce traitement, tout en continuant l'épilation, alterner avec des badigeonnages de teinture d'iode, des frictions à l'essence de térébenthine, à la glycérine phéniquée et des pansements occlusifs à la vaseline iodée.

III. Traitement général. — Huile de foie de morue, sirop antiscorbutique, sirop d'iodure de fer, arsenic, etc.

Habitation à la campagne, séjour au bord de la mer.

Eaux sulfureuses, eaux chlorurées sodiques.

Couper les cheveux ras avec des ciseaux.

Nettoyer soigneusement la tête avec du savon boriqué ou salicylé et de l'eau chaude.

Recommencer le savonnage tous les jours et couper les cheveux le plus souvent possible.

Pratiquer un cercle d'épilation de 6 à 8 millimètres autour des plaques.

Enduire les plaques avec un corps gras et les râcler à la curette sans provoquer d'effusion sanguine.

Faire chaque jour, sur toute l'étendue du cuir chevelu, une lotion avec la solution mixte du Dr Quinquaud pure ou coupée d'eau si elle est trop irritante.

Appliquer sur les régions malades une rondelle d'emplâtre de Vigo ou d'emplâtre mixte.

Feulard.

Le nombre des teigneux réformés, en France, qui était autrefois de 1000 environ par classe s'est abaissé au chiffre de 192. Ce sont toujours les mêmes départements qui sont les plus atteints : la Somme au nord et l'Hérault au midi.

Rien ne sera plus facile que d'éteindre complètement en France le favus qui n'existe qu'à l'état d'exception dans les pays voisins du nôtre.

Pour cela, il est nécessaire qu'une réglementation soit faite et que les pouvoirs publics interviennent parce qu'il faut compter avec la négligence des malades ou de leurs parents, avec leur mauvaise volonté, parfois avec leurs calculs intéressés.

Il conviendrait d'abord de ne plus comprendre le favus parmi les causes d'exemption, d'incorporer les faviques, de les traiter et de les guérir pour les envoyer ensuite dans leurs régiments.

En second lieu, il faudrait par une inspection régulièrement faite dans les écoles de campagne, comme cela existe dans les villes, poursuivre les cas de favus, dès qu'ils se produisent et empêcher leur développement.

TRICHOMYCOSE NODULAIRE.

Juhel Renoy.

Pratiquer des lotions répétées, avec la solution de sublimé employée aussi chaude que possible. L'action de la chaleur et du bichlorure de mercure pourra être aidée par celle de l'éther de pétrole.

TUBERCULOSE CUTANÉE

E. Besnier.

Tuberculose de la peau. — Avant le raclage avec la curette de Volkmann, essayer un moyen moins douloureux et qui s'est trouvé efficace dans nombre de cas : la cautérisation ponctuée à l'aide du galvano-cautère ou du thermo-cautère. Cette cautérisation, faite à points très serrés et à plusieurs reprises, permet souvent d'obtenir la guérison.

Ce traitement est évidemment plus long que le raclage ; mais il a l'avantage d'éviter l'ouverture des vaisseaux, et par suite l'infection sanguine ; il diminue le nombre des interventions et, par suite, la durée du traitement; de plus il est facilement supporté par les malades, grâce aux procédés d'anesthésie locale.

Tuberculose linguale. — Appliquer localement l'iodoforme, en le réduisant en poudre, ou mieux en le précipitant d'une solution d'éther et en faisant évaporer le véhicule.

Tenneson

Tuberculose de la peau. — Le moyen le plus

employé de tous, et celui qui paraît être le meilleur, c'est le *raclage* ou *curettage de la plaque*.

On se servira, pour le pratiquer, soit des curettes de Volkmann, de Balmano-Squire, de Besnier, soit du râcleur de Vidal.

Dans la plupart des cas, les tissus morbides se séparent facilement des tissus sains.

Cette séparation, par le râclage, est surtout facile dans les points, où la lésion est récente et en voie d'accroissement : elle se fait moins aisément, dans les points où les tissus morbides, déjà anciens, sont très-indurés. D'ailleurs, il ne faut pas craindre d'aller trop loin, en pratiquant cette opération, car la peau saine, grâce à son élasticité, n'est que difficilement intéressée par l'instrument.

Il faut surtout se garder de laisser du tissu malade dans la plaie ; il faut racler énergiquement sur toute l'étendue de la plaque jusqu'à ce qu'on trouve la résistance ferme et élastique du tissu sain. Revenir à plusieurs reprises et rapidement sur les mêmes points, pour être bien sûr de faire une opération complète.

Employer le curettage d'emblée, dans les cas de tuberculose cutanée végétante ; c'est perdre le temps que de recourir aux autres moyens, tels que la scarification, la cautérisation, etc. Il faut transformer promptement la lésion tuberculeuse en une plaie simple qui guérit ensuite assez rapidement, et généralement sans récidive.

Après avoir rasé toute la surface lupeuse par le râclage, on peut la recouvrir d'un pansement de Lister ou simplement de compresses trempées dans de l'eau phéniquée.

Quand la cicatrisation commence à être assez avancée, on peut employer le sparadrap de Vigo.

Il est rare d'observer la récidive dans cette forme de tuberculose cutanée après le raclage. Toutefois si on voyait réapparaitre la lésion en certains points, il faudrait s'empresser de détruire les tissus de nouvelle formation par le même moyen.

Le curettage nous paraît être le meilleur mode de traitement : c'est le seul qui permette à coup sûr de détruire tous les tissus morbides, et qui donne la guérison plus prompte.

Nous lui reprochons seulement d'être très douloureux.

Les divers procédés d'anesthésie locale (injections sous-cutanées de cocaïne, stypages avec le chlorure de méthyle), sont tout à fait insuffisants pour rendre l'opération facilement supportable.

Si on avait affaire à une lésion très étendue, chez une femme ou chez un sujet pusillanime, et si on jugeait le curettage nécessaire, on serait peut être obligé de faire l'opération sous le chloroforme.

Sevestre.

Tuberculose cutanée infantile. — I. TRAITEMENT INTERNE. — Injections d'huile de vaseline iodoformée.

II. TRAITEMENT LOCAL. — Acide lactique ou naphtol camphré.

ULCÈRES VARIQUEUX.

Felizet.

Préférer à l'opération de Cerné la ligature et la résection de la veine, l'incision circonférencielle proposée par Dolbeau. Cette dernière opération supprime la pression sanguine au niveau de l'ulcère, le libère sur toute son étendue, et exerce, par l'émission sanguine qu'elle produit, une action heureuse sur le phlegmon diffus qui entretient l'ulcération, alors que la résection des veines ne répond qu'à la première de ces indications.

Il ne faut pas appliquer le mot de *cure radicale* au traitement des ulcères ; malgré ses succès, on ne peut pas espérer les guérir radicalement, car derrière eux il y a les diathèses, l'alcoolisme et l'arthritisme, qui les entretiennent.

Lucas-Championnière.

Pratiquer des ligatures multiples des veines.

Reynier.

Pratiquer la résection.

Quénu.

Il ne faut pas exagérer le rôle de l'arthritisme et de l'alcoolisme ; il y a plusieurs catégories d'ulcères répondant à telle ou telle indication, et souvent des pansements simples suffisent pour les guérir.

Sulfate de cuivre....................	100 gr.
Eau..................................	1 litre.

Faites dissoudre.

Appliquer directement sur l'*ulcère* et sur les parties environnantes, des compresses de tarlatane ou de toile trempées dans cette solution, puis fortement exprimées.

Recouvrir le tout d'un morceau de taffetas gommé, de façon à produire l'occlusion.

Maintenir le tout à l'aide d'une bande de toile.

Renouveler le pansement tous les trois jours, sans toucher chaque fois à la plaie, pour ne pas enlever l'épiderme nouvellement fermé.

Repos au lit.

Quinquaud.

Employer l'aristol.

L'ulcère se cicatrise complètement ou au moins une poussée favorable de bourgeons charnus est provoquée.

Brocq.

La poudre d'aristol rend des services réels comme cicatrisant.

La poudre d'aristol n'a pas d'odeur, ne paraît pas causer de phénomènes d'intoxication générale, et en cela, elle paraît supérieure à l'iodoforme. Son application n'est pas douloureuse.

Une application topique d'aristol, combinée avec le repos absolu du membre, permet d'obtenir la cicatrisation en vingt-cinq ou trente jours.

URÉTHRITE.

Bazy.

Uréthrite chronique blennorrhagique. — Hygiène rigoureuse.

Instillations au nitrate d'argent. Dilatation par les bougies.

URTICAIRE.

Quinquaud.

Urticaire aiguë. — I. Traitement interne. —

Sulfate d'atropine, à la dose de un ou deux granules d'un quart de milligramme par jour.

Aconitine, 1 à 2 gr. par jour.

II. TRAITEMENT EXTERNE. — Poudres d'oxyde de zinc, de sous nitrate de bismuth, d'amidon, de talc additionnées d'un centième d'acide salicylique, si le prurit est très intense.

Lotions antiprurigineuses.

Urticaire chronique. — I. TRAITEMENT EXTERNE. — Lotions pour calmer le prurit :

Hydrolat de laurier cerise.........	75 gr.
Hydrate de chloral.......	7 —
Eau tiède......................	300 —

Faites dissoudre.

Poudre :

Acide salicylique finement pulvérisé.	5 gr.
Amidon pulvérisé.................	50 —

Mêlez. — Saupoudrez avec cette poudre et enveloppez d'une couche de ouate.

II. TRAITEMENT INTERNE. — Administrer les alcalins, l'arsenic et le naphtol.

Brocq.

I. RÉGIME. — Régime lacté. Attendre que les poussées aient disparu pour permettre les viandes blanches, les fruits cuits, les légumes verts cuits, le bouillon et les œufs.

Comme boisson, l'eau coupée ou non d'eau de Vichy. N'autoriser que plus tard le vin et la bière.

Eviter les poissons et les crustacés.

II. TRAITEMENT INTERNE. — Prescrire le sulfate de quinine, à la dose de 50 à 60 centigr. pendant 15 jours ; suspendre pendant quelque temps l'emploi du sulfate de quinine : le reprendre pendant 15 jours ; continuer ainsi.

Prescrire les pilules suivantes :

Bromhydrate de quinine .... } Ergotine................ .. }	ãã 0 gr. 05
Extrait de belladone..............	0 — 02
Glycérine........................	Q. S.

Pour une pilule. — Prendre 8 à 16 pilules par jour, 2 par 2 toutes les deux heures.

Comby.

I. PROPHYLAXIE. — Elle s'inspire de l'hygiène et surtout de l'hygiène alimentaire. Les enfants nourris au sein sont presque toujours indemnes, l'urticaire s'acharne sur ceux qui sont allaités artificiellement, sevrés trop tôt ou alimentés grossièrement et sur ceux qui boivent en excès.

Conseiller l'allaitement naturel et plus tard le rationnement des liquides, pour éviter la dyspepsie et la dilatation de l'estomac, source principale de l'urticaire et du prurigo.

Aux enfants déjà grands, interdire les aliments épicés, la charcuterie, les poissons de mer et les crustacés.

II. TRAITEMENT GÉNÉRAL. — Essayer l'antisepsie intestinale par le naphtol ; prescrire la strychnine, pour combattre quelques-uns des effets de la dilatation de l'estomac.

III. TRAITEMENT LOCAL. — Employer les lotions vinaigrées, le glycérolé-tartrique à 1/20, les frictions avec l'huile de foie de morue ou l'enveloppement avec le sparadrap à l'huile de foie de morue.

VARIOLE.

Dujardin-Beaumetz.

I. Mesures prophylactiques. — La variole est éminemment contagieuse. Les mesures préventives sont la vaccination et la revaccination.

II. Mesures a prendre dès qu'un cas de variole se produit. — Dès qu'un cas de variole se produit, il faut le déclarer au commissariat de police du quartier pour la ville de Paris, ou à la mairie, dans les communes du ressort de la Préfecture de Police.

L'administration se charge d'assurer le transport ou l'isolement du malade et la désinfection du logement contaminé.

A. *Transport du malade.* — Dans le cas où on ne pourra soigner le malade et l'isoler convenablement à domicile, le transport devra toujours être fait dans une des voitures spéciales mises gratuitement à la disposition du public par l'administration.

B. *Isolement du malade.* — Le malade, s'il n'est pas transporté, sera placé dans une chambre séparée où les personnes, appelées à lui donner des soins, doivent seules pénétrer.

Son lit sera placé au milieu de la chambre ; les tapis, les tentures et les grands rideaux seront enlevés.

Le malade sera tenu dans un grand état de propreté.

Il faut éloigner immédiatement toute personne qui ne concourt pas au traitement des malades et surtout les enfants.

Les personnes, appelées à donner des soins à un varioleux, devront être revaccinées.

Toutes les personnes qui donnent des soins aux varioleux se laveront les mains avec une solution de sulfate de cuivre faible (12 grammes par litre d'eau) toutes les fois qu'elles auront touché le malade ou les linges souillés. Elles devront aussi se rincer la bouche avec de l'eau bouillie.

Elles ne mangeront jamais dans la chambre du malade.

C. *Désinfection des objets ayant été en contact avec le malade et mesures de précaution à prendre par celui-ci.* — Les linges, les objets qui ont touché aux malades, les déjections, etc, doivent être désinfectés à l'aide de solutions de sulfate de cuivre. Ces solutions seront de deux sortes : les unes, fortes, renfermant 50 grammes de sulfate de cuivre par litre ; les autres, faibles, renfermant 12 gr. par litre. Les solutions fortes serviront à désinfecter les déjections et les linges souillés ; les solutions faibles serviront au lavage des mains et des linges non souillés.

Les commissaires de police tiennent gratuitement à la disposition du public des paquets de 25 grammes destinés à faire les solutions. On mettra deux deces paquets dans un litre d'eau pour préparer les solutions fortes et un paquet dans deux litres pour préparer les solutions faibles.

Pour désinfecter les matières, on versera, dans un vase destiné à les recevoir, un demi-litre de la solution forte.

On lavera avec cette même solution les cabinets d'aisances et tout endroit où les déjections auront été jetées et répandues.

Aucun des linges, souillés ou non, ne doit être lavé dans un cours d'eau.

Les linges souillés seront trempés et resteront deux heures dans une solution forte. Les linges non souillés seront plongés dans une solution faible.

Les habits, les literies et les couvertures seront portés aux étuves municipales publiques de désinfection. A Paris, des voitures spéciales viennent chercher à domicile les objets à désinfecter, et elles les rapportent après leur passage à l'étuve municipale. Dans la banlieue, les étuves sont mobiles ; elles sont conduites à proximité de l'immeuble où il y a des objets à désinfecter.

Pendant la maladie, les poussières du sol de la chambre seront enlevées chaque jour et immédiatement brûlées. Avant le balayage, on projettera sur le plancher de la sciure de bois humectée avec une solution de sulfate de cuivre (12 grammes par litre).

D. *Désinfection des locaux.* — La désinfection des locaux est faite gratuitement par des désinfecteurs spéciaux. Pour obtenir cette désinfection, il suffit de s'adresser, à Paris, au commissaire de police du quartier. Dans la banlieue, c'est le maire qui doit assurer ce service.

Un médecin délégué est chargé d'assurer l'exécution des mesures prescrites ci-dessus.

Audhoui.

Varioles confluentes graves. — Dans la fièvre secondaire de suppuration, donner comme potion :

Acide phénique....................	1	gramme.
Sirop de quinquina................	30	—
Julep gommeux.....................	120	—

Du Castel.

Matin et soir, injection sous-cutanée d'éther d'une pleine seringue de Pravaz.

En même temps, donner 7 à 10 centigr. d'extrait thébaïque. Plus le délire est intense, plus on doit augmenter la dose d'opium.

Potion contenant 20 gouttes de perchlorure de fer, à prendre par cuillerée.

Descroizilles.

Au début, essayer de faire avorter les pustules varioleuses par le pansement suivant :

1° Savonnage de la surface, puis lotions à l'eau boriquée et assèchement avec la ouate hydrophile.

2° Application du collodion riciné ou bien d'un onguent composé :

Onguent mercuriel	20	grammes.
Glycérine	10	—
Savon	5	—
Teinture de musc	1	—
— de cannelle	2	—
Sirop de morphine	20	—
Sirop simple	10	—
Eau de tilleul	60	—

Par cuillerées à café.

Variole hémorrhagique. — Prescrire :

Sulfate de quinine	1	gramme.
Sucre	4	—

Pour 12 paquets ; prendre 6 paquets par jour.

Talamon.

Pour atténuer les déformations cicatricielles

de la face dans la variole, faire, avec l'appareil de Richardson, des pulvérisations éthérées d'une substance antiseptique (iodoforme, tannin, salol, sublimé).

L'iodoforme a l'inconvénient de son odeur.

Le tannin exerce sur les pustules une compression douloureuse.

Le salol ne donne de bons résultats que dans les varioles légères ou peu abondantes.

Dans les autres formes, préférer le sublimé. Faire les pulvérisations, trois ou quatre fois par jour, avec :

Sublimé........................	àà 1 gramme.
Acide tartrique..................	
Alcool à 90°.....................	5 cent. cub.
Éther.............. Q. S. pour faire	50 cent. cub.

Continuer les pulvérisations jusqu'à l'entière dessiccation des pustules.

La durée de la pulvérisation est variable : aller jusqu'à ce que les pustules et la peau commencent à blanchir sous la couche de sublimé déposée, ce qui se produit au bout d'une minute environ.

La solution étant caustique, protéger les yeux et les narines, en les recouvrant d'un tampon de ouate, trempé dans une solution saturée d'acide borique.

Ajouter aux pulvérisations des badigeonnages de glycérolé de sublimé au 1/15, que l'on applique au moyen d'un tampon de ouate :

Sublimé............................	2 grammes.
Glycérolé d'amidon...............	30 —

Cette application doit être faite en appuyant et

par de douces frictions. Elle maintient la peau sous une couche antiseptique.

La pulvérisation et l'emploi de ce glycérolé seront continués, trois fois par jour, pendant quatre à cinq jours.

Dans les *varioles confluentes primitives* et dans les *confluentes hémorrhagiques*, les pulvérisations n'ont aucune action utile.

Dans les *varioles cohérentes-confluentes*, la plupart des vésico-pustules sont arrêtées dans leur évolution.

Dans les *varioles cohérentes* et les *abondantes*, l'avortement papuleux est général : le gonflement de la face ne se produit pas ou est à peine marqué.

Les pulvérisations n'empêchent pas la formation des cicatrices, mais elles en diminuent le nombre et la profondeur. Ce résultat est d'autant plus sûrement obtenu qu'elles ont été commencées à une époque plus rapprochée du début de l'éruption.

Après la chute des croûtes, joindre, dans les formes cohérentes, cohérentes-confluentes, et dans les formes graves, les bains tièdes généraux au sublimé (30 grammes pour un bain ordinaire), pendant trois quarts d'heure et les onctions avec la glycérine salolée. Les abcès multiples deviennent plus rares.

Traiter l'éruption de la bouche et de la gorge par des lavages et des gargarismes antiseptiques répétés.

En outre, faire badigeonner toutes les deux heures la muqueuse, avec un collutoire formé de parties égales de glycérine et de salol.

Ce traitement local, aidé du seul traitement tonique à l'intérieur, n'a aucune influence sur l'évolution de la maladie, dans les formes graves.

confluentes primitives et confluentes hémorrhagiques ; mais pour les formes moyennes, il a une certaine efficacité.

VÉGÉTATIONS

Alf. Fournier.

Rejeter la ligature élastique, l'écraseur, l'acide chromique qui peut causer la mort par empoisonnement.

Se servir des *attouchements* avec le *nitrate* acide de mercure ou de l'*excision*.

Si les végétations sont énormes, fragmenter la tumeur ; dans ce cas, on est quelquefois obligé de chloroformer le malade.

Maintenir les végétations en état de dessication ; une propreté rigoureuse est indispensable pour éviter les récidives.

Tarnier.

C'est une maladie bénigne ; elle ne complique pas l'expulsion fœtale ; au moment de la dilatation de la vulve et du périnée, les végétations sont repoussées sur les parties latérales ; c'est à tort que les chirurgiens ont cru devoir les exciser avant l'accouchement, dans la crainte de complications, lors du passage de l'enfant.

Quel est le traitement qu'il convient de leur appliquer ? On a proposé :

1° L'expectation pure et simple ;
2° Les applications topiques ;
3° La cautérisation ;
4° L'ablation.

1° Expectation. — Souvent, en effet, la guérison se produit spontanément ; mais cette guérison n'est pas constante. En outre, au cours de la grossesse, il peut être utile de réprimer une prolifération trop exubérante de la tumeur. C'est alors aux topiques qu'il faut avoir recours.

2° TOPIQUES. — On les a tous employés ; les principaux, méritant confiance, sont l'alun en poudre qui diminue les vascularisations et dessèche les lobules, le sublimé ou le sulfate de zinc.

De mon côté, j'ai essayé, pour tarir la sécrétion fétide, à peu près toutes les poudres utilisées comme desséchantes ; j'ai donné la préférence au badigeonnage de la tumeur à l'aide d'une solution aqueuse concentrée de tannin à consistance sirupeuse. J'obtenais ainsi de meilleurs résultats, quant à la suppression de la mauvaise odeur et à la diminution des végétations.

3° CAUSTIQUES. — Le traitement précédent n'est guère que palliatif ; on a essayé de guérir radicalement, en attaquant le mal par des caustiques. Le nitrate d'argent n'exerce aucune action utile ; le nitrate acide de mercure est plus énergique, mais il est d'un maniement difficile ; si on en laisse tomber une goutte dans le vagin, on peut créer une perforation ; d'autre part, on rencontre parfois des susceptibilités telles, à l'égard des sels de mercure, qu'on a vu des femmes présenter de la salivation mercurielle, après une seule cautérisation.

On s'est servi également de beurre d'antimoine, de chlorure de zinc et d'acide chromique. Tous ont des inconvénients.

L'acide acétique agit assez bien sur les petites végétations ; il suffit d'en déposer une goutte autour du pédicule, au moyen d'une allumette taillée en pointe. C'est un moyen lent, mais assez fidèle.

En dernier lieu, on peut cautériser à l'aide du fer rouge ou du thermo-cautère, mais je ne suis pas partisan de cette manière de faire ; dans le cas où je juge nécessaire de faire disparaître la tumeur, je préfère m'adresser franchement au traitement chirurgical.

4° Traitement chirurgical. — Il consiste dans l'ablation. C'est une question très discutable de savoir s'il faut, ou non, intervenir opératoirement.

Quelques chirurgiens pensent rendre un grand service aux femmes, en excisant le plus tôt possible des végétations qui les tourmentent.

Inversement, d'autres chirurgiens jugent inutile d'opérer une tumeur, puisque, d'une part, avec un peu de patience, on la voit généralement guérir spontanément et qu'on a toute chance de la voir repulluler après l'ablation, — d'autant plus que ces végétations sont très vasculaires, et qu'en les enlevant, on s'expose à des hémorrhagies inquiétantes, — et que, d'autre part, on court le risque, par le traumatisme opératoire portant sur la zone génitale, de provoquer une interruption prématurée de la grossesse.

Pour ma part, j'aime mieux attendre. Il me répugne d'opérer pendant la grossesse ; après l'accouchement, si la rétrocession ne s'est pas produite spontanément, alors je me décide, mais non sans avoir encore laissé passer quelques semaines, pour ne pas créer une plaie opératoire au voisinage de la plaie utérine.

Une fois l'opération décidée, on peut faire la ligature, écraser avec l'instrument de Chassaignac, ou simplement exciser à l'aide du bistouri et des ciseaux. Dans ce dernier cas, le sang peut couler en abondance et l'on ne viendrait pas toujours à bout de l'hémorrhagie, à moins de cautériser au thermo-cautère les petits vaisseaux béants.

Léon Le Fort.

Pratiquer le grattage, le *crépage des végétations*. En raclant ainsi les surfaces végétantes, on déracine les végétations avec une perte de sang minime.

Seulement, l'opération est douloureuse et nécessite la chloroformisation ; la cocaïne ne suffit pas. D'un autre côté, il est indispensable que la région, sur laquelle on gratte, soit parfaitement tendue, et cette tension n'est pas toujours commode à réaliser au pourtour de l'anus, à moins de déprimer fortement à l'aide du doigt la paroi postérieure du vagin, comme dans le procédé de retournement.

Pour gratter, on prend soit une branche de ciseau, soit une curette de Volkmann, soit une rugine courbe.

On ne doit s'arrêter que lorsque tout est enlevé et qu'il ne reste aucune trace, quelque minime qu'elle soit, de végétation, ce qui est ordinairement assez long et demande parfois quinze ou vingt minutes d'intervention.

Si, par hasard, un peu de suintement de sang survient à la suite de l'opération, l'arrêter, en saupoudrant avec la poudre d'iodoforme.

VÉGÉTATIONS OMBILICALES.

Sovestre.

Chaque matin, recouvrir la végétation avec le

tannin en poudre fine et le faire pénétrer, à l'aide d'un stylet, jusqu'au fond du sillon entourant la végétation.

Appliquer une couche de ouate hydrophile et un petit bandage contentif.

Les jours suivants, enlever la croûte; donner un bain tiède et renouveler le pansement.

Continuer ce traitement jusqu'à la guérison, c'est-à-dire pendant une ou au plus deux semaines.

Arm. Després.

Toucher les végétations au chlorure de zinc.
En cas d'insuccès, faire l'ablation.

J. Lucas Championnière.

Prescrire l'acide phénique.

VERGETURES DU SEIN

E. Besnier.

Les vergetures une fois formées, celles du sein en particulier, qui sont les plus désagréables aux malades, pourraient être traitées par l'électricité sous toutes ses formes, puis par des applications astringentes comme le tannin ou l'eau blanche. Ces applications peuvent empêcher le travail atrophique qui succède aux ruptures des fibres du derme. Ces applications sont faites localement, au moyen de compresses, mais on peut aussi prescrire des bains de tannin, dans lesquels on fait entrer de 10 à 100 gr. de cette substance.

VERRUES.

E. Vidal.

Acide salicylique	1 gr.
Alcool à 90°	1 —
Éther sulfurique	1 — 50
Collodion	5 —

Badigeonner chaque jour les verrues dont on veut provoquer la chute.

VITILIGO.

E. Besnier.

On peut employer des injections sous-cutanées de pilocarpine (un centigramme) au niveau de la lésion.

On peut faire également des applications de compresses, trempées dans une solution de bromure de potassium à 5 pour 100.

L'association de ces deux moyens a paru donner quelques succès.

XANTHOME.

E. Besnier.

Employer les alcalins et la térébenthine.

ZONA.

Hardy.

S'il y a des ulcérations, commencer par faire des applications émollientes.

Quand il n'y a plus d'inflammation, panser les plaies avec l'oxyde de zinc ou le sous-nitrate de bismuth.

Lailler.

Solution :

Perchlorure de fer sublimé....	1 partie
Alcool à 90°	4 —

E. Vidal.

Zona intercostal. — Panser la lésion cutanée avec du baume tranquille et de la poudre d'amidon.

Laisser se former une croûte et respecter cette croûte jusqu'à cicatrisation complète.

Dès le début de l'affection, administrer un purgatif.

Puis prescrire, tous les jours, deux ou trois des pilules suivantes :

Sulfate de quinine..........	75 centigrammes.
Cynoglosse..................	30 —

Divisez en cinq pilules.

E. Besnier.

Ulcérations du zona. — Prescrire :

Acide borique..................	0 gr. 50
Liniment oléo-calcaire.........	500 —

Zona ophtalmique. — Quand il se produit des troubles de sensibilité dans la cornée, faire des instillations d'atropine ; immobiliser et oblitérer l'œil.

Brocq.

A l'aide d'une aiguille flambée, ouvrir toutes les

vésicules du zona ; les laver avec de l'eau boriquée légèrement alcoolisée ; les recouvrir avec la pâte ci-dessous :

Acide borique................		1	gramme.
Oxyde de zinc..............	àâ	2	—
Amidon pulvérisé..........			
Vaseline pure...............		6	—
Lanoline.....................		9	—

Saupoudrer avec de l'amidon et étendre sur le tout une épaisse couche de ouate.

Si les douleurs sont trop vives, incorporer à la pâte du chlorhydrate de morphine ou de cocaïne.

Gaucher.

Injections de morphine, contre les douleurs.

Préserver le malade du frottement, pour éviter la rupture des vésicules.

S'il se produit des excoriations, panser avec une pommade inerte, non irritante.

L'application d'un vésicatoire au niveau de l'émergence du nerf est utile dans le zona non névralgique, mais inefficace dans le zona névralgique.

Les pommades calmantes opiacées sont utiles pendant l'éruption.

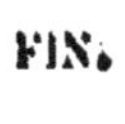
FIN.

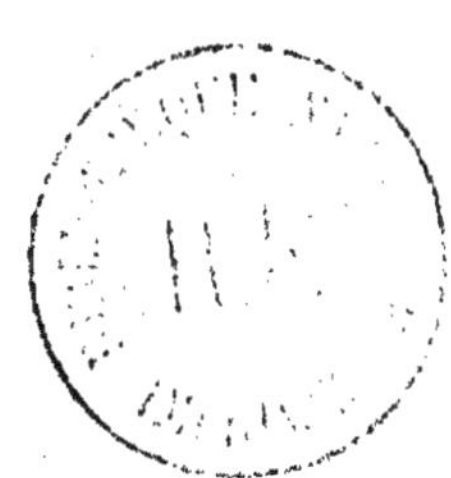

TABLE DES AUTEURS

TABLE DES MATIÈRES

Orléans. — Imp. GASTON MORAND, 47, rue Bannier.

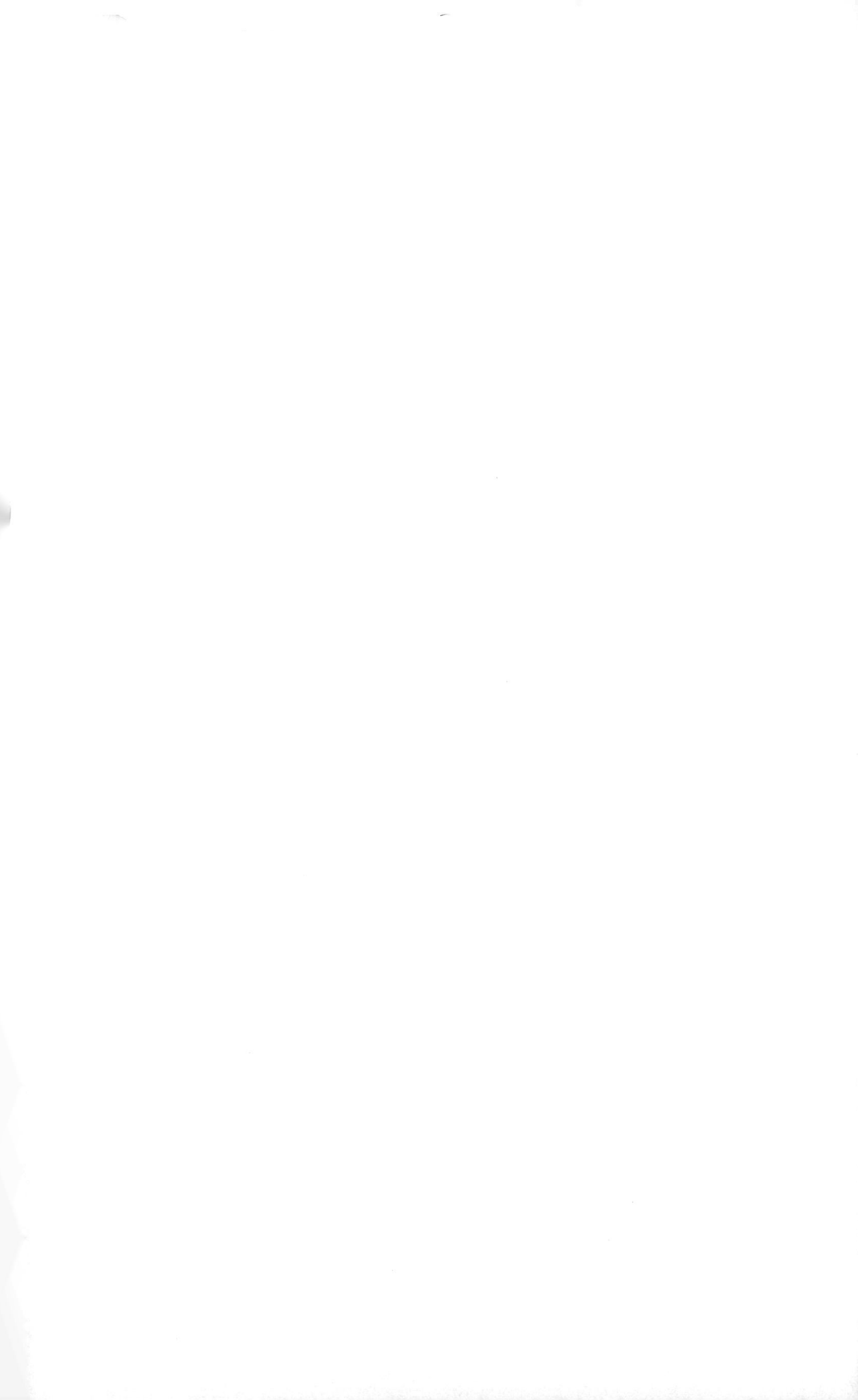